E-Book inside

Mit dem Kauf dieses Buchs erhalten Sie das zugehörige E-Book gratis. Sie können dabei aus zwei Dateiformaten wählen: EPUB (gängiges Format für E-Reader und Tablets) und PDF (für PC und Laptop). So kommen Sie an Ihr kostenloses E-Book:

Rufen Sie im Internet diese Website auf:
↗ http://www.junfermann.de/ebook-inside

Geben Sie den unten stehenden Code in das dafür vorgesehene Feld ein und klicken Sie → Code einlösen. Nach Eingabe Ihrer E-Mail-Adresse und Auswahl des E-Book-Formats erhalten Sie sofort einen Download-Link für das gewünschte E-Book an Ihre E-Mail-Adresse.

Bitte beachten Sie, dass der Code für Sie personalisiert wird und nur einmal gültig ist. Die Datei müssen Sie zunächst auf Ihrem Computer speichern, bevor Sie sie auf ein mobiles Endgerät überspielen können.

3ZWT14LE

Michaela Huber

Wie es ist, muss es nicht bleiben

Wirksame Psychotherapie-Tools zur Persönlichkeitsveränderung

www.junfermann.de

blogweise.junfermann.de

www.facebook.com/junfermann

twitter.com/junfermann

www.youtube.com/user/Junfermann

www.instagram.com/junfermannverlag

MICHAELA HUBER

WIE ES IST, MUSS ES NICHT BLEIBEN

WIRKSAME PSYCHOTHERAPIE-TOOLS ZUR PERSÖNLICHKEITSVERÄNDERUNG

Junfermann Verlag
Paderborn
2023

Copyright	© Junfermann Verlag, Paderborn 2023
Coverbild	zenina – Adobe Stock
Illustrationen	Janina Röhrig www.janina-roehrig.de
Covergestaltung / Reihenentwurf	JUNFERMANN Druck & Service GmbH & Co. KG, Paderborn
Satz & Layout	JUNFERMANN Druck & Service GmbH & Co. KG, Paderborn

Bibliografische Information der Deutschen Nationalbibliothek

Die Deutsche Nationalbibliothek verzeichnet diese Publikation in der Deutschen Nationalbibliografie; detaillierte bibliografische Daten sind im Internet über http://dnb.d-nb.de abrufbar.

ISBN 978-3-7495-0471-8
Dieses Buch erscheint parallel als E-Book.
ISBN 978-3-7495-0486-2 (EPUB), 978-3-7495-0487-9 (PDF).

Inhalt

Die Arbeitsblätter aus diesem Buch stellen wir auch als Download zur Verfügung. Gehen Sie auf ↗ https://www.junfermann.de auf die Produktseite dieses Buchs und scrollen Sie dann nach unten bis zum Bereich „Mediathek".

Einleitung

Sie möchten etwas ändern, aber etwas hindert Sie hartnäckig daran. Sie zögern, wenden sich an helfende Menschen, zucken zurück: Es scheint nichts zu verändern. Da gibt es Körpersymptome, seelische Nöte, wiederkehrende Beziehungsdramen, Arbeitsplatzprobleme. Sie fühlen sich immer hilfloser, schwächer und verzweifelter. Ja, soweit haben Sie schon verstanden: Etwas ist „zu viel" in Ihrem Leben, etwas müsste anders werden. Aber ist es noch „drin", in diesem Leben tatsächlich so viel zu verändern, dass es sich leichter anfühlt? Gehen wir diesen Fragen doch etwas genauer nach.

Stress, das „Zuviel" in jeder Hinsicht, ist die Plage unserer Zeit. Sie führt zu einer Rekordzahl an ernsthaften psychischen Problemen, welche unsere Krankenkassen und Rentenversicherungsträger beunruhigen. Denn immer mehr Krankheitstage aus Gründen stressbedingter Erkrankungen führen zu immer mehr Frühberentungen – und das kostet die Gesellschaft eine Menge Geld. Stress und Stressfolgen werden nämlich lange übersehen („Stell dich nicht so an", sagt man sich, auch untereinander, vielleicht zu lange), bis es zu spät ist, bis das Burnout, der Verlust des Arbeitsplatzes und vielleicht sogar der Zusammenbruch des persönlichen Lebens durch Trennung und Scheidung droht, einschließlich dem Verlust der Kinder.

Das Zuviel betrifft alle, in alle Himmelrichtungen. In der Tat: Viel zu viele kleine und große Menschen werden gemobbt, gestalkt, gemieden oder von denen, die sie versorgen und beschützen müssten, gequält. Sie entwickeln Symptome, die hartnäckig sind. Und viele – gerade die bereits Vorbelasteten – haben in den letzten Jahren massiv unter den Einschränkungen während und nach der Covid-Pandemie gelitten, die für viele geradezu traumatische Auswirkungen hatten, und damit meine ich nicht nur die Krankheit und deren Folgen.

Kinder und Jugendliche haben vermehrt psychische Probleme bekommen, weil die sogenannten Corona-Maßnahmen tief in ihr Leben eingegriffen haben; die Folgen sind ein teils dramatischer Anstieg an Depressionen, Angst-, Ess-, Zwangsstörungen und Suizidneigungen. Die einrichtungsbezogene Impfpflicht brachte viele, die sich nicht mit dem neuen Vakzin impfen lassen wollten, in berufliche Nöte. Menschen, die diese Maßnahmen kritisierten oder Bedenken wegen des neuen Vakzins hatten, wurden als Covidiot, Coronaleugner, Impfgegner etc. beschimpft, und das hat viele eingeschüchtert und das gesellschaftliche Klima auf vergiftende Weise gespalten. Erst Anfang des Jahres 2023 war klar: Die meisten Kritiker hatten recht gehabt. Impfstoffe waren nicht darauf getestet worden, ob sie eine Verbreitung der

Erkrankung verhindern konnten, man konnte trotzdem – auch schwer – erkranken. Auch durch Masken wurde die Übertragung wenig bis gar nicht behindert. Länder, in denen man nach dem ersten Schreck über das neues Virus rasch die Schutzmaßnahmen lockerte, kamen mindestens so gut, wenn nicht besser durch die schwere Zeit. Im deutschsprachigen hingegen fühlten sich, zumindest im Nachhinein, viele Menschen getäuscht, irritiert von ihren Politikern und unsicher, welchen Autoritäten sie noch glauben und vertrauen könnten. Lehrern, Wissenschaftlern, Politikern, Medien?

Auch lange Zeit nach den Lockerungen der freiheitsbeschränkenden Maßnahmen litten viele, Kinder wie Erwachsene, nach wie vor unter der Isolation, die wie ein Fallbeil in die Gesellschaft gekracht war. Heute, wo der Krieg in der Ukraine immer mehr Menschen tief verunsichert, muss man sich vielleicht an die Zeit der Corona-Krise zurückerinnern, daran, wie von einem Tag auf den anderen plötzlich alles ganz anders war: Home-Office, Home-Schooling, Lockdown. Und wenn man nach draußen ging, traf man auf eine buchstäblich maskierte Gesellschaft. Babys und Kleinkinder sahen für zweieinhalb Jahre kaum noch vollständige Gesichter. Viele Jugendliche und Erwachsene bekamen Angst: vor dem sozialen Ausschluss, der Strafe bei Zuwiderhandlungen, um ihre Bildungschancen oder ihren (zukünftigen) Job. Viele mussten tatsächlich mit Arbeitslosigkeit bzw. als Selbstständige mit mangelnden Aufträgen kämpfen oder ihr Geschäft gar schließen.

Im Krankenhaus und als psychisch erkrankter oder beratungsbedürftiger Mensch musste man allein auskommen, ohne die Möglichkeit, besucht zu werden. Bei positiven Testergebnissen wurde man unter Quarantäne isoliert und konnte nur an der Haustür versorgt werden. Alte und kranke Angehörige, ja die Sterbenden durfte man überhaupt nicht oder nur selten und sehr kurz besuchen, was sehr viel Leid auf allen Seiten verursachte. Über Wochen, ja über Monate wurde Kindern verboten, auf den Spielplatz, in manchen Regionen: überhaupt vor die Tür zu gehen. Sportstätten, Cafés und Restaurants, Läden, Feiern und das gesamte öffentliche Leben: Alles war schlagartig unerreichbar, verstummt oder extrem eingeschränkt. In den Familien nahm die Gewalt zu. Alles Zeichen dafür, dass sich die Stressbelastungen, die es auch vorher schon gab, für viele Menschen noch einmal verstärkt hatten.

Falls Sie zu den Auswirkungen weiterlesen wollen, sind hier einige auswertende Literaturangaben dazu: Bujard et al. 2021, Heise et al. 2020, Kolbe et al. 2020, Münster et al. 2020, Reme 2021. Für einige der gravierenden Folgen wurde sogar ein neuer Begriff erfunden: das Post-Lockdown-Syndrom (s. Schickedanz 2021).

Gerade auch jüngere Menschen haben mit einer „doppelten Krise seit 2020“ zu kämpfen, denn besonders ihnen machen zusätzlich ökologische Probleme, die Gefährdung der Umwelt, ja des ganzen Planeten – verkürzt als „Klimakrise“ bekannt geworden – zu schaffen, mit weiteren gravierenden Stressfolgen (Spitzer 2022).

Dann der Ukraine-Krieg, in den das eigene Land zunehmend hineingezogen wird, die Energiekrise, verschärft durch die Sanktionen gegen Russland. Und die – zum ersten Mal seit der Weimarer Zeit – wieder deutlich zweistellig ausfallenden Inflation.

Auch vor Corona, Krieg, Energiekrise und Inflation, vor dieser „bleiernen Zeit“ hatten viele Menschen mit grenzwertigen Auswirkungen von Stressbelastungen zu kämpfen; das zeigen bereits vor 2020 exponentiell steigende Krankheits- und Berentungszahlen aufgrund psychischer Erkrankungen. Doch sollten wir deshalb verzagen oder uns alle als „letzte Generation“ empfinden, das Ende der Welt vor Augen? Keineswegs.

Was tun?

Viele fragen sich zu Recht: Wohin mit meiner Unzufriedenheit, meiner Erschöpfung, meinem Gefühl, an eine absolute Grenze zu kommen? Wie kann ich meine Situation verändern? Will oder muss ich mich engagieren, und wenn ja, wo? Soll ich auswandern, um besser leben zu können? Fragen, die an mich und mein Team herangetragen werden und die vielen Rat- und Hilfesuchenden drängend erscheinen.

Eigentlich stecken dahinter Fragen wie: Kann ich etwas ändern an meinem Leben? Wenn ja, was und wie? Und weil diese Fragen heute so drängend sind wie selten zuvor, kann dieses Buch aktueller eigentlich gar nicht sein. Ich möchte Ihnen nämlich einige Möglichkeiten vorstellen, wie Sie mithilfe guter Begleitung durch erfahrene BeraterInnen, Coaches oder PsychotherapeutInnen Antworten für sich finden können. Oder umgekehrt: Wie Sie als BeraterIn, Coach oder PsychotherapeutIn Menschen bei der Klärung dieser Fragen gut begleiten können. Es wird u.a. auch darum gehen, vergangene Lebensbelastungen so weit abzulegen oder zumindest einzusortieren, dass Sie sich freier fühlen können, den eigenen Weg fortzusetzen – wenn Sie Glück haben, sogar offener und gelassener, ja kreativer als zuvor.

Wir alle wissen: Wenn es gelingt, die eigenen Gedanken, Gefühle, Impulse einigermaßen auszubalancieren, ohne allzu viel „wegdrücken“ zu müssen, geht es uns besser. Wenn wir uns weniger getrieben fühlen, sondern die Dinge besonnener angehen, erreichen wir mit weniger Kraftaufwand, was wir anstreben. Wenn wir extreme Situationen auch innerlich meiden, kann das erleichtern. Wenn es uns gelingt, schlimme Erinnerungen zu beruhigen und vielleicht sogar liebevoll zu versorgen, können wir heiterer durchs Leben gehen. Ja, aber wie? Wie kann es gelingen, wenn man schon so viel probiert hat und denkt: Es ist alles vergebliche Liebesmüh.

Wenn die Menschen so denken, kommen sie zu mir: Sie haben eine „erlernte Hilflosigkeit“, sie glauben also nicht mehr so recht daran, selbst etwas an ihrer Situation verändern zu können. Und dann schütten sie mir erst einmal einen großen Sack voller Probleme und Sorgen vor die Füße, den wir nach und nach sortieren. Wenn wir uns einig geworden sind, dass wir es miteinander versuchen wollen, gibt es von meiner Seite aus einige zum Nachdenken anregende Sätze und Fragen, die wir gemeinsam anschauen. Es folgen nun einige Erkenntnisse, die ich mit Ihnen, wie mit allen meinen Rat- und Hilfesuchenden, von Anfang an teile:

Wie immer, wenn Sie sich mit den eigenen Begrenzungen und hartnäckigen Symptomen beschäftigen, können wir als Erstes festhalten: **Wenn es einfach wäre, hätten Sie es längst verändert.** Es muss mindestens zwei Seelen in Ihrer Brust geben, die miteinander ringen: Die eine ist der Veränderung zugewandt – und die andere bringt zum Ausdruck: „Oh nein, lieber nicht.“ Wie stark mögen die beiden (oder drei, vier oder noch mehr) Seiten in Ihnen miteinander ringen, und wie finden Sie das heraus?

Vielleicht prüfen Sie sich zuerst einmal mit dieser Frage: **Was genau muss sich am Dringendsten ändern?** Manche Leute haben ja viele Baustellen: Ausbildung, Job, Geld, Partnerschaft, Wohnen … Oder auch körperliche Einschränkungen, Belastungen, Erkrankungen, Gewichtsprobleme. Oder Schlaflosigkeit, Angstzustände, Niedergeschlagenheit, Depression, Hilflosigkeit, Wut, Verzweiflung, Trauer. Daher frage ich die Menschen: Suchen Sie sorgsam nach dem, was sich für Sie von all dem am Dringendsten ändern muss. Dann fragen Sie sich vielleicht weiter:

Hat das etwas mit mir zu tun, also kann ich tatsächlich selbst etwas zur Veränderung beitragen? Auch wenn Sie nicht wissen, wie Sie das machen sollen: Wenn Sie das grundsätzlich bejahen, gehen Sie über zur nächsten Frage der Selbsterforschung:

Trauen Sie sich zu – und gibt es auch eine Resonanz in Ihrem Innern –, dass es „in diesem Leben noch drin“ ist, etwas daran zu ändern? Sollten Sie sofort ein klares Nein in sich spüren, können Sie auch einige der im Buch beschriebenen Arbeitsweisen anwenden, etwa die Körper-Problem-Ressourcen- oder die Hand-aufs-Herz-Technik. Dann jedoch ginge es weniger darum, tatsächliche Veränderungen in Ihrem Verhalten umzusetzen, sondern sich mit dem besser zurechtzufinden, wie es ist.

Viele Menschen suchen Beratungsstellen, Coachings und PsychotherapeutInnen auf, weil sie eine innere Not spüren. Und eine Not-Wendigkeit. Sie wollen ihre Not wenden, während sie gleichzeitig erlernte Hilflosigkeit haben: Sie wissen einfach nicht mehr weiter und glauben allmählich nicht mehr daran, selbst etwas zur Veränderung beitragen zu können. Die Suche nach einem helfenden Kontakt hat dann oft etwas Ambivalentes. Auf der einen Seite heißt es: „Nimm mich an, so, wie ich bin, und hab mich gern. Tröste mich und hilf mir einfach, dieses Schwere auszuhalten." Und auf anderen Seite: „Hilf mir und schubs mich, damit ich mich verändern kann, denn so wie es ist, darf es nicht bleiben."

Was Helfende beachten sollten

Schauen wir jetzt einmal auf die andere Seite, die der aufgesuchten HelferInnen, die sich immer überlegen sollten: Was möchten mir die Ratsuchenden denn mitteilen und wozu fordern sie mich auf? Brauchen sie einfach ein offenes Ohr, Trost, Begleitung, Tipps für den Alltag, um das Schwere aushalten zu können? Oder geht es darum, tiefere Veränderungen im Leben anzugehen? Veränderungen, die wirklich einiges umkrempeln, bei denen vielleicht sogar kein Stein auf dem anderen bleibt und alles ganz grundlegend auf dem Prüfstand steht?

Im letztgenannten Fall wäre eine Psychotherapie empfehlenswert, denn sie ermöglicht genau das: tiefgehende Arbeit an der eigenen Veränderung. Ein guter Coach oder eine gute Beraterin wird für sich einschätzen, wo ihre / seine Möglichkeiten und Grenzen für eine solche Arbeit liegen.

Wenn Sie selbst betroffen sind und sich für einen solchen Prozess grundlegender Veränderungen entscheiden, werden Sie vielleicht verwundert sein, dass es in einer solchen Therapie, Beratung oder einem solchen Coaching nicht sofort „ans Eingemachte" geht. Erst einmal wird nämlich „das Terrain sondiert" und genau beobachtet: Wie sind Sie zu der Person geworden, die Sie heute sind? Außerdem gilt es zu klären, was Sie befürchten, um von dort aus schließlich Möglichkeiten der Veränderung zu entdecken. Danach dann kann man in kleinen Schritten ausprobieren, ob und wie weit ein neuer Weg „gangbar" ist.

Wie beginnt eine Reise auf dem Weg der Veränderung?

Als Psychotherapeutin würde ich natürlich erst einmal all Ihren Nöten zuhören. Dann würde ich Sie, wie oben beschrieben, fragen: Was ist das Dringendste, das sich in Ihren Augen ändern muss? Und danach würde ich mit Ihnen zu verstehen versuchen, was an inneren Hemmnissen spürbar ist und welchen Sinn sie haben. Ja, tatsächlich: Das Aufrechterhalten von Symptomen hat in Ihrem Leben einen *Sinn*.

Vor jedem „Ärmelaufkrempeln und Loslegen" geht es also um die aufrichtige Beantwortung einiger Fragen. Etwa:

Was konnten Sie nur erreichen, *weil* es Ihre Symptome gab?

Das ist eine von mehreren interessanten Fragen in diesem Buch. Tatsächlich hat das Wegdrücken und Aufschieben und haben all die lästigen körperlichen, emotionalen und Verhaltensangewohnheiten seltsamerweise ihren Sinn. Sich ablenken, die Konzentration auf Ihre Probleme und die unerklärlichen Symptome, sich in die Arbeit stürzen, Ihre Wutausbrüche und Angstattacken zwischendurch – alles das hat sich nicht zufällig in Ihnen breit gemacht. Und das hat nichts mit Trägheit oder Faulsein zu tun. Vielmehr ist es so: Während Sie all diese Probleme wälzen, können Sie noch einigermaßen funktionieren und es gelingt Ihnen, Ihren Impuls, endgültig alles hinzuschmeißen, einigermaßen in Schach zu halten.

Wozu ist das Unliebsame in Ihnen da?

Um diese Frage mit Ihnen genauer anzuschauen, würde ich wahrscheinlich eine meiner hier im Buch beschriebenen Arbeitstechniken anwenden: die Kaskadentechnik. Die nämlich kümmert sich zuallererst um Befürchtungen tief in Ihrem Innern, was alles passieren könnte, wenn Ihr Symptom – also das, was Sie ändern wollen – tatsächlich nicht mehr aufrechterhalten würde. Beispiele dafür finden sie in Kapitel 1. Vermutlich werden Sie erstaunt sein, wenn Sie die Kaskadentechnik – möglichst mit äußerer Unterstützung – auf Ihr drängendstes Thema anwenden: Etwas in Ihnen fürchtet eindeutig: Wenn Sie das Problem angehen, könnte etwas Schlimmeres passieren. Glauben Sie nicht? Lesen Sie selbst die Anleitung und Beispiele in Kapitel 1, und dann befragen Sie sich selbst entsprechend; es könnte sein, dass Sie überrascht sind.

Wenn wir dann gemeinsam verstanden haben, welcher Art diese Befürchtungen sind, könnten wir sie anerkennen: Etwas wird aufrechterhalten, weil es – ob realistisch oder nicht – Ängste in Ihnen gibt, es könnte noch schlimmer kommen. Wenn wir diese angeschaut und gewürdigt haben, könnten wir einen Blick zurückwerfen:

Wie lange denken Sie schon so?

Wann hat es begonnen, dass Sie denken: Lieber das tun (= Ihr Symptom haben bzw. aufrechterhalten), sonst könnte es am Ende ganz schlimm werden? Und könnte es sogar sein, dass damals, als Sie das zu verändernde Symptom entwickelt haben, es das Einzige oder Beste war, das Sie machen konnten?

Solche Fragen stellt sich ja kaum jemand von allein. Meine Erfahrung ist jedoch, dass es sich sehr lohnt, ihnen nachzugehen. Zu würdigen, dass man nicht verrückt war, als man die heute lästigen Symptome und Verhaltensweisen entwickelt hat, kann sehr helfen, sich nicht mehr für einen merkwürdigen, ja vielleicht verrückten Sonderling und Außenseiter zu halten, der es einfach nicht auf die Reihe kriegt …

Zu den Techniken in diesem Buch

In diesem Buch möchte ich Ihnen einige wirksame Arbeitstechniken vorstellen, die sich in der Psychotherapie mit Menschen bewährt haben, welche schon fast den Glauben an wirklich tragfähige Veränderungen aufgegeben haben. Methoden, die sich jahrzehntelang in der Praxis bewähren mussten, bevor sie breiter eingesetzt werden konnten. Da ich mit schwer traumatisierten Menschen arbeite und sie bei ihnen gut „funktionieren“, schlage ich sie auch für eine allgemeine Anwendung vor.

Wenn Sie „vom Fach“ sind, möchte ich Sie ermutigen, diese Arbeitstechniken zu erlernen und auszuprobieren, um sie Ihrem hoffentlich auch sonst gut bestückten Handwerksköfferchen hinzuzufügen. Und zwar auch für passende Situationen im Coaching oder in der Supervision. Selbst in Beratungssettings können die meisten dieser Tools angewendet werden. Nur die Affektkettentechnik sollte PsychotherapeutInnen vorbehalten sein, denn sie setzt viel Erfahrung voraus. Man sollte außerdem verschiedene Stabilisierungs- und Distanzierungstechniken beherrschen und über ein Wissen verfügen über die Dynamik und Begleitung innerpsychischer Veränderungsprozesse, die sehr tief gehen können.

Die hier vorgestellten Arbeitstechniken wurden teils neu zusammengestellt (Kaskaden- und Hand-aufs-Herz-Technik) oder teils abgeleitet aus schon existierenden Therapietechniken (wie die Körper-Problem-Ressourcen-Technik). Manchmal sind es auch Kombinationen unterschiedlicher Arbeitstechniken, etwa der gezielte Einsatz von Körperberührungen oder der Timeline-, Screen-, und Containment-Technik, der Affektbrücke oder von Legetechniken etc. (Letztere bei der Affektkette). Ich werde beschreiben, wann diese Tools jeweils eingesetzt werden können, worauf besonders zu achten ist, welche Voraussetzungen zu erfüllen und welche Vorarbeiten nötig sind und was dabei herauskommen kann.

Was Ihnen dabei helfen wird, ist, Ihre eigenen Fähigkeiten und alles, was sie „können", zu würdigen. Und vielleicht werden Sie lernen, diese Fähigkeiten anzuwenden, obwohl Sie immer noch dieses Problem oder Symptom haben, das wie unveränderbar erscheint. Hierfür habe ich die Körper-Problem-Ressourcen-Technik entwickelt, eine Abwandlung der Klopftechnik-Tradition. Wenn man den Körper als Resonanzgeber einbezieht, um zu merken, wann etwas „stimmig" ist und wann nicht, ist das sehr hilfreich und man muss sich nicht nur auf innere Bilder und Worte verlassen. Da die meisten Menschen ihre Probleme und ihre Ressourcen-Erfahrungen in anderen Hirn- und Körperregionen speichern, hilft diese Arbeitstechnik, beides miteinander Schritt für Schritt in Verbindung zu bringen – und Sie werden staunen, was dabei herauskommt!

Herauskommen kann unter anderem, dass Ihnen während der gemeinsamen Arbeit allerlei neue Erkenntnisse begegnen. Angenehme – etwas Anerkennendes über sich selbst zum Beispiel – und unangenehme: bittere Wahrheiten, die es aber auch gilt anzuerkennen. Für solch wichtige Momente habe ich die Hand-aufs-Herz-Technik entwickelt, die Ihnen hilft, auf freundliche Weise zu spüren, dass Ihr Körper auch Resonanz im Anerkennen geben kann: Ja, manche von Ihnen laut geäußerten Sätze fühlen sich auch in der Körperresonanz stimmiger an als andere. Sie können auf diese Weise lernen, Ihre eigenen Wahrheiten immer präziser zu fassen und immer genauer zu formulieren; außerdem, Ihr Innenleben mitzunehmen und nicht nur in Ihrem Alltags-Ich Beschlüsse zu fassen. Hinzu kommt: Sie fallen weder um noch auseinander, wenn Sie dies anerkennen, sondern Sie halten sich und Ihr gutes Herz dabei in den Händen – und ganz nebenher werden auch ein paar gute Bindungshormone ausgeschüttet. Seien Sie ruhig neugierig darauf …

Der Weg zur Würde: Das eigene „Gewordensein" erkennen und wertschätzen

Was kann herauskommen, wenn Sie würdigend nach vorn und zurück ins eigene Leben schauen? Vielleicht ein Verständnis, das hilft, das eigene Gewordensein als solches wertzuschätzen. Der Weg hierher war lang und manchmal krumm und schief und steinig. Aber es ist *Ihr* Weg. In der Beratung, im Coaching und in der Psychotherapie geht es häufig darum, die eigene Würde (wieder) zu finden. Sich aufzurichten – was nur geht, wenn man wirklich aufrichtig mit sich ist.

Loslassen, ablegen, frei werden von Lasten

Dann geht es darum, abzulegen, was man noch mit sich herumschleppt. So gut und soweit es geht. Ja, was geschehen ist, ist geschehen. Es muss Sie aber nicht daran hindern, jetzt und in der nächsten Zeit ein kraftvoller Mensch zu sein, der um die eigenen Stärken und Schwächen weiß, der die eigenen Möglichkeiten gut einschätzen kann, in sich ruht und vielleicht auch mutig voran geht und anderen beisteht.

Wer ausschließlich mit den eigenen Nöten beschäftigt ist, hat kaum freie Ressourcen, sich um andere gut zu kümmern. Doch wer Abstand gewinnen kann von dem, was ihn oder sie quält (und das zum großen Teil aus der Vergangenheit herrührt), indem man es einsortiert, würdigt und dann loslässt, hat Energie und freie Kapazitäten gewonnen. Für die eigene Kreativität und auch dafür, sich anderen Menschen zuzuwenden und Themen, bei denen Engagement gefragt ist. Das erlebe ich immer wieder, und es macht mich froh und zuversichtlich, dass sich die Sorgfalt lohnt, mit der wir miteinander arbeiten – und dabei auch die eine oder andere der hier vorgestellten Arbeitstechniken zur Hilfe nehmen.

Ja, es stimmt: So wie es ist, muss es nicht bleiben. Viel Freude mit diesem Buch und der Lektüre. Einiges können Sie selbst anwenden, doch ich würde Ihnen immer raten, sich jemanden an die Seite zu holen, der oder die Ihnen dabei hilft.

Bleiben Sie neugierig. Und erzählen Sie mir, wie es Ihnen ergangen ist.

Herzlich, Ihre Michaela Huber

www.michaela-huber.com
mh-akademie@michaela-huber.com
info@michaela-huber.com

1. Die Kaskadentechnik

1.1 Wenn Symptome und negative innere Stimm(ung)en hartnäckig sind

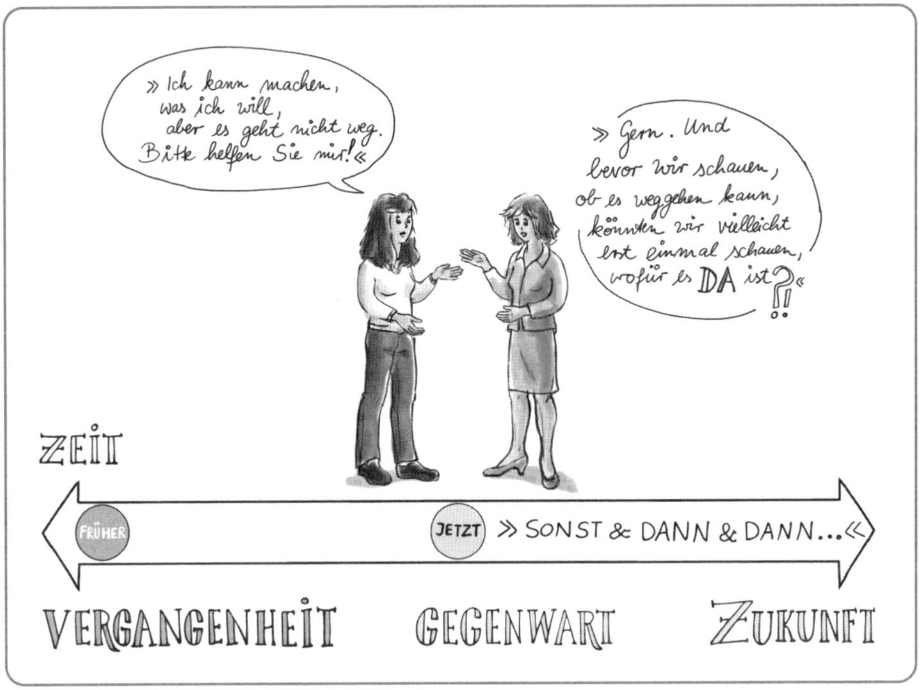
»Ich kann machen, was ich will, aber es geht nicht weg. Bitte helfen Sie mir!«
»Gern. Und bevor wir schauen, ob es weggehen kann, könnten wir vielleicht erst einmal schauen, wofür es DA ist?!«
ZEIT
FRÜHER
JETZT
»SONST & DANN & DANN...«
VERGANGENHEIT
GEGENWART
ZUKUNFT

Da sind Sie, in der Gegenwart eines Raums, mit einer Person, die Ihnen helfen soll, Ihre BeraterIn, Ihr Coach oder Ihre TherapeutIn. Denn da ist etwas in Ihnen und Ihrem Leben, so hartnäckig, so quälend, das möchten Sie „weg" haben. Und diese kluge Person antwortet Ihnen auf Ihre Fragen etwa so: „Ja, gern schaue ich mir das mit Ihnen an. Und vielleicht schauen wir, bevor wir es, wie Sie sagen, ‚weg' machen sollen, zuerst einmal an, wozu es DA ist?!"

Wie finden Sie das?

Meist will man ja etwas Quälendes sofort loswerden. Und dann soll man anschauen, wofür das, was einen quält, „da" ist? Das mag man überhaupt nicht und neigt dazu, etwa folgendermaßen zu antworten: „Das ist überflüssig wie ein Kropf!" Oder: „Wie, wofür es da ist? – Es ist da, um mich vom Schlafen abzuhalten, es raubt mir die Kraft, es behindert mich an allen Ecken und Enden!“

Als Psychotherapeutin kenne ich sie nur zu gut, diese Ungeduld, und wenn ich persönlich einmal in einer ähnlichen Lage war, habe ich genau diese Art von Ungeduld empfunden. Etwas Quälendes soll weg. Meist greifen wir zu einfachen Mitteln: Medikamenten, Alkohol, Ablenkungen, dem Smartphone oder der ach so dringenden Arbeit …

Und irgendwann steht oder sitzt man einem Profi gegenüber und hört: „Wollen wir nicht erst mal schauen, wofür es DA ist, bevor wie es WEG machen?“ Nanu? Wozu? Dieser Vorschlag sorgt vermutlich für Unbehagen, macht einem vielleicht sogar Angst. Ich habe deshalb eine unkomplizierte Arbeitstechnik entwickelt, die es so einfach wie möglich macht, diese Frage zu beantworten. Und diese Gesprächstechnik beginnt in der Gegenwart. Man kann sie auch mit einer Timeline-Technik verbinden, indem man einen langen Faden für das Leben auf den Boden legt und beide, Ratsuchende und HelferIn, sich irgendwo in die Mitte stellen. Links ist dann „Vergangenheit“ und rechts ist „Zukunft“.

Und dann stellt die HelferIn eine vielleicht überraschend klingende Frage:

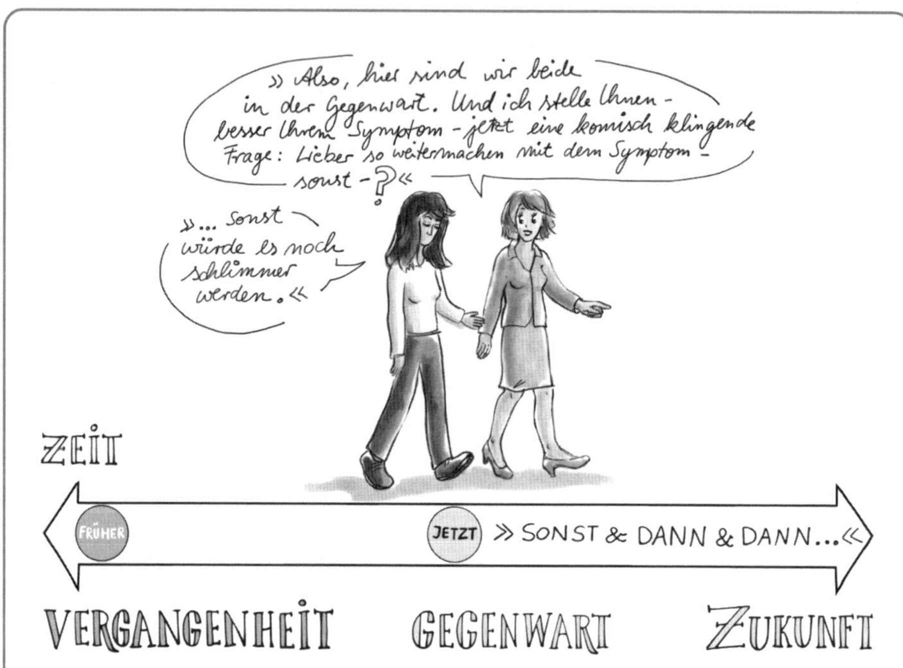
» Also, hier sind wir beide in der Gegenwart. Und ich stelle Ihnen – besser Ihrem Symptom – jetzt eine komisch klingende Frage: Lieber so weitermachen mit dem Symptom – sonst –?«
»… sonst würde es noch schlimmer werden.«
ZEIT
FRÜHER
JETZT
» SONST & DANN & DANN…«
VERGANGENHEIT
GEGENWART
ZUKUNFT

„Lieber so (mit dem Symptom) weitermachen – SONST …?“

Wie kommt man auf so eine seltsame Frage? Dazu muss ich ein wenig ausholen:

Ich arbeite häufig mit Menschen, die in sich sehr zerrissen und gespalten sind. Und wenn sie sogar eine multiple Persönlichkeit entwickelt haben – heute spricht man von Menschen mit einer dissoziativen Identität –, dann gibt es innen oft „eine“ oder „einen“, die oder der das Symptom aufrechterhält. Das ist wirklich ein Jemand, der gekränkt wäre, wenn man ihn oder sie nicht versteht, nicht in die Therapie einbezieht, denn ihrer / seiner Ansicht nach gibt es gute Gründe dafür, so weiterzumachen. Manche dieser Innenpersonen sind mit äußeren (ehemaligen oder gegenwärtigen) Tätern identifiziert und „bekämpfen“ alles, was der Täter oder die Täterin nicht gewollt hätte. Sie machen die Persönlichkeit herunter, blockieren Fortschritte, die vom Täter wegführen würden, quälen und wiederholen damit, was eine äußere TäterIn getan hat.

Bei meiner Arbeit mit multiplen Persönlichkeiten habe ich gemerkt: Um wirksam helfen zu können, muss ich mit ihnen respektvoll umgehen, und zwar mit jedem einzelnen Zustand oder Anteil. Auch diejenigen, die angeblich oder auch tatsächlich zerstörerisch sind, gilt es, mit Respekt zu befragen. Und weil diese manchmal nicht von sich aus mit mir reden wollten oder konnten, habe ich eine Frageform entwickelt, die es ihnen so leicht wie möglich macht, mir zu antworten. Man kann sie auch anwenden, wenn es nicht um abgespaltene Anteile geht, sondern einfach um innere Zustände, die man schwierig findet: „Mein Hexenschuss, der immer so plötzlich kommt“ – „Der Schneidedruck“ – „Die tiefe innere Verzweiflung“ – „Dieser Zustand von absoluter innerer Leere“ – „Das innere triumphierende ‚Siehste!‘, wenn was schief gegangen ist“ etc.

1.2 Mit dem Unliebsamen sitzen und es befragen

Wie fragt man denn nach dem Sinn dieser schlimmen körperlichen und seelischen Zustände, von denen man sich im Alltagsbewusstsein gequält fühlt? Wie kann man verstehen lernen, wie sie entstanden sind und warum sie bisher aufrechterhalten werden? Wie exploriert man so schwierige Dynamiken, erst recht, wenn es um schlimme Befürchtungen geht? Ich mache es etwa so, indem ich „mit dem Unliebsamen sitze“, also genau dorthin meine freundliche Einladung richte, wo das in der Persönlichkeit beheimatet ist, was die Person am wenigsten leiden kann. Und dann sage ich so etwas wie:

„Darf ich einmal in die Richtung fragen, sozusagen in die Ecke von Ihnen, wo dieser Zustand oder Anteil ist, der das denkt oder macht? Könnten Sie mir das erlauben?“ Ich versichere mich also, dass die KlientIn bereit ist, sich so zu konzentrieren, dass man „in die Ecke, in der das im Innern ist“, wo also das hartnäckige Symptom „sitzt“, hineinfragen darf. Fachlich gesagt ist das eine Einladung, den „State“, also den Persönlichkeitszustand, der mit dem Symptom verbunden ist, kennenlernen zu dürfen. Also frage ich den Hexenschuss oder den Schneidedruck, ich frage den Zustand, der die tiefe innere Verzweiflung ist oder sie macht, ich befrage den Zustand innerer Leere oder wende mich an die Stimme, die immer „Siehste!“ sagt:

„Nichts, was man tut oder denkt, ist ohne Sinn. Etwas Schönes oder Angenehmes zu denken, ist ja einfach, nicht wahr? Aber was ich auch verstehen möchte, ist, was es mit dem (Hexenschuss, Schneidedruck, Verzweiflungszustand, Leeregefühl, ‚Siehste‘-Denken) auf sich hat. Da es so hartnäckig da ist, muss es also etwas da innen geben, das sozusagen denkt, ‚Ich habe oder mache das jetzt und ich werde das auch weiter haben oder machen.‘ Sodass ich diesen Zustand oder Anteil jetzt fragen möchte: Lieber auch weiterhin (den Hexenschuss, Schneidedruck…) haben / machen, SONST …?“

Anfangs hat es mich erstaunt, und inzwischen ist es mir vertraut, was so gut wie immer auf die eine oder andere Weise auf meine Frage geäußert wird: „Sonst wird es noch schlimmer.“ Wie kann man das verstehen?

Offenbar denkt etwas im Inneren: Was ich habe, das habe ich (entwickelt). Lieber nichts ändern, sonst könnte es noch schlimmer kommen.“ Der amerikanische Psychoanalytiker Harvey Schwartz hat das in seinem wunderbaren Buch *Dialogues with forgotten voices* (2000) so ausgedrückt: „Das prekäre Gleichgewicht wird gegen eine Veränderung verteidigt.“ Darüber habe ich lange nachgedacht, weil ich es so treffend finde, und ich habe diese Erkenntnis in eine Bildmetapher gepackt: Stellen Sie sich vor, Sie müssten auf einem Schwebebalken ein Tablett mit lauter vollen, halbvollen und leeren Gläsern balancieren. Und etwas in Ihnen will etwas daran verändern und meint: „Nun schütte mal etwas von dem vollen Glas vorne rechts in das leere Glas hinten links!“ Dies ist ein Bild dafür, dass der Mensch einen „vollen“ (schlimmen) Zustand in einen anderen verwandeln (umschütten) soll. Je wackeliger sich ein Mensch fühlt (Tablett balancieren auf dem Schwebebalken), je mehr unterschiedliche „Wassergläser“ (Zustände) auf dem „Tablett“ balanciert werden müssen, desto mehr wird der Mensch zögern, etwas „umzuschütten“ (zu verändern). Vielleicht wird er sich weigern oder rasch den Versuch abbrechen – gar das Geschehene, sobald er die Balance zu verlieren droht, wieder rückgängig machen. Was dahintersteckt ist die Befürchtung, zu stürzen und zusammenzubrechen. Genau diese Befürchtung wird in der Kaskadentechnik weiter exploriert. Nach der Antwort auf die Frage „Sonst…?“ fragt man weiter: „Und dann …?“

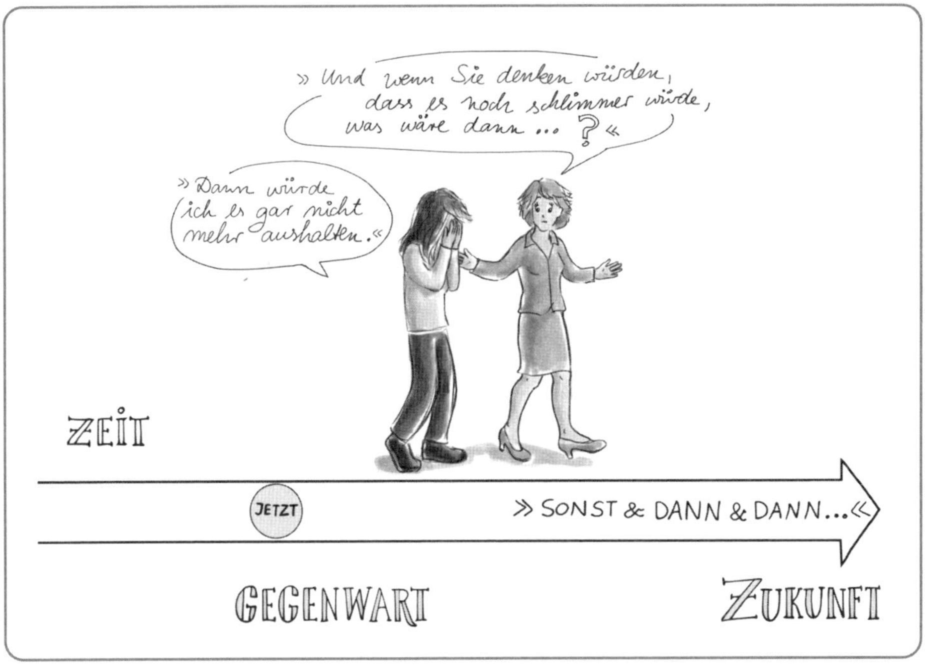
»Und wenn Sie denken würden, dass es noch schlimmer würde, was wäre dann … ?«
»Dann würde ich es gar nicht mehr aushalten.«
ZEIT
JETZT
» SONST & DANN & DANN…«
GEGENWART
ZUKUNFT

Spätestens an dieser Stelle merken Sie vielleicht, dass man beim Fragen sehr vorsichtig sein muss. Man könnte die Kaskadentechnik auch als „verbale Prozesstechnik“ bezeichnen. Unterwegs kommen Erkenntnisse zustande, die dem Menschen, der sich aufrichtig auf diesen Prozess einlässt, regelrecht erschüttern können. Daher gilt es jetzt, behutsam vorzugehen. Kann die Person die Antwort ertragen, dass ihr Symptom etwas, und zwar möglicherweise etwas Unaushaltbares, verhüten soll? Immer noch? Nach wie vor? Dass etwas an alten Wahrheiten sozusagen „klebt“, und zwar deshalb, weil dahinter eine Katastrophe zu lauern scheint?

Beispiel Hexenschuss: Eine Frau, nennen wir sie Edith, hat mir an der Stelle erzählt, sie fürchte, mit ihrer Wut gar nicht mehr zurechtzukommen, regelrecht auszurasten. Ihr ist klar geworden, dass der Hexenschuss immer dann kommt, wenn sie sich ungerecht behandelt fühlt. Und bei „Sonst …?“ hat sie schon geantwortet: „Sonst weiß ich nicht mehr, wohin mit meiner Wut.“ Und bei „Und dann …?“ wird ihr deutlich, dass etwas in ihr befürchtet, sie könne gewalttätig werden.

Beispiel Schneidedruck: Eine junge Frau, nennen wir sie Kathi, sagt bei „Sonst …?“: „Sonst halte ich den Druck innen noch weniger aus.“ Und bei „Und dann …?“ meint sie: „Dann würde ich geradezu platzen vor Unruhe und Spannung.“

Ob Sie als HelferIn noch eine Stufe weiter fragen, bleibt Ihrem Gespür überlassen. Wenn Sie es tun, rechnen Sie bitte damit, dass Ihnen eine geradezu tödliche Befürchtung begegnen könnte. Etwa so:

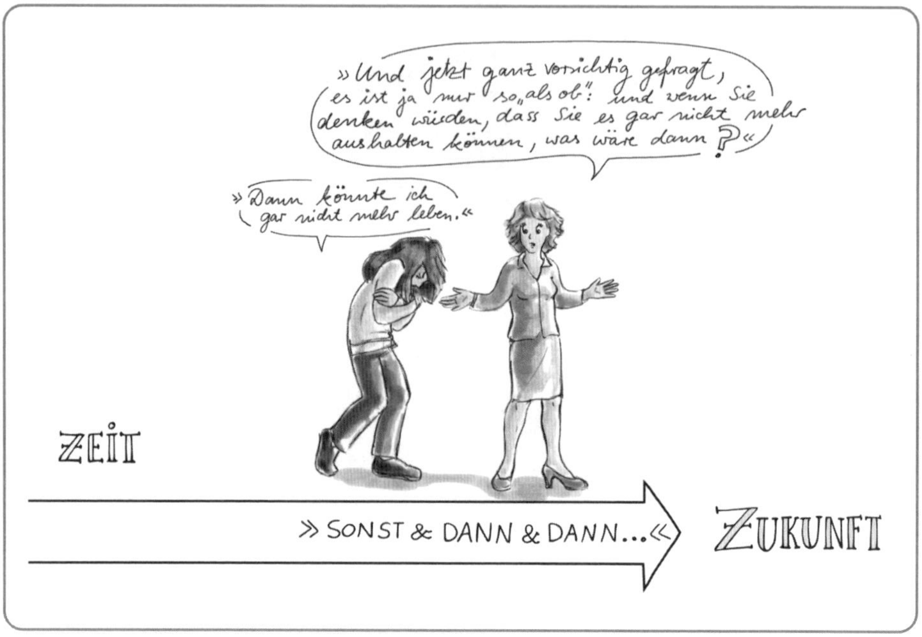
»Und jetzt ganz vorsichtig gefragt, es ist ja nur so „als ob“: und wenn Sie denken würden, dass Sie es gar nicht mehr aushalten können, was wäre dann?«
»Dann könnte ich gar nicht mehr leben.«
ZEIT
» SONST & DANN & DANN…«
ZUKUNFT

„Es ist ja nur ‚als ob‘.“ Tatsächlich ängstigen sich manche KlientInnen derart vor der nächsten Stufe des „Sonst … und dann … und dann …“ in ihren Befürchtungen, dass sie sich geradezu krümmen vor Scham, sich wirklich gruseln vor ihren eigenen Horrorvorstellungen und ihrem inneren, nun zutage tretendem Katastrophisieren. Deshalb ist es gut, wenn die HelferIn behutsam darauf verweist, dass das Gespräch jetzt im Konjunktiv stattfindet: „Was wäre, wenn Sie dies denken oder fühlen würden – und was wäre, wenn Sie das dann denken oder fühlen würden, und was wäre dann …?“ Natürlich will man gar nicht, dass das eintritt, man schaut nur mal vorsichtig um die Ecke, was die Seite, der Zustand, der Anteil oder die Innenperson in einem denkt, die das Symptom weiterhin aufrechthält. Es handelt sich tatsächlich um existenzielle Befürchtungen, um Ängste von solchem Ausmaß, dass „dann alles zu Ende“ wäre.

Beispiel innerer Verzweiflungszustand: Sobald ich in Klaus, wie ich den Klienten nennen möchte, den „State“ – den Zustand, den wir als „tiefe innere Verzweiflung“ benannt haben – befragen darf, kommt, in Richtung der Verzweiflung gefragt, Folgendes heraus: „Lieber weiterhin dafür sorgen, dass die innere Verzweiflung bis ins Alltagsbewusstsein vom Alltags-Klaus hinein gefühlt werden soll, sonst ...?“ „Sonst ..., sonst macht der einfach so weiter.“ – „Und dann?“ – „Und dann geht der immerzu darüber hinweg.“ – „Und was wäre dann, wenn der Klaus denken würde, er könnte darüber hinweggehen?“ – „Dann würde er nicht merken, dass er nicht mehr kann.“ – „Und was wäre dann, wenn er denken würde, er könnte darüber hinweggehen und nicht merken würde, dass er nicht mehr kann?“ – (Hier schaut Klaus mich erschreckt an): „Dann würde ich entweder einen Herzinfarkt kriegen, einen Unfall haben oder mich umbringen.“

Sie sehen, es können da recht überraschende und radikale Katastrophenvorstellungen zutage treten.

Hinweis an die Fragenden: Bitte immer nur fragen: „Und wenn Sie das DENKEN (oder FÜHLEN) würden, was wäre dann ...?“ Nicht danach fragen, was wäre, wenn die Katastrophe tatsächlich eintreten würde. Es geht hier nicht um die katastrophisierenden Gedanken und die sie begleitenden Empfindungen, auch nicht um das Ausmalen der dann möglicherweise eintretenden schlimmen Situationen!

Beispiel innerer Leerezustand: Jenny, ein junges Mädchen mit einer schon beachtlichen Drogenkarriere, hat einen Entzug hinter sich, befürchtet aber einen Rückfall und fühlt sich „sehr wackelig“. Als wir uns dem „Wackelig-Zustand“ nähern, nennt sie das Schlimmste daran „diese innere Leere, die lähmt mich so, dass ich was dagegensetzen muss“. Nach einiger Vorbereitung erlaubt sie mir, diesen Zustand der inneren Leere zu befragen: „Lieber weiterhin diese Leere haben, sonst ...?“ Wie bei vielen KlientInnen, die „Jabern“, also schnell innen in die andere Richtung umschwenken, muss ich auch hier erst einmal die „andere Seite“ beruhigen, denn das Mädchen meint aufgeregt: „Das ist doof! Ich will das doch nicht mehr haben!“ Ich lächle ich sie beruhigend an und sage: „Ja, das wissen wir beide. Einerseits möchtest du das überhaupt nicht mehr so haben. Andererseits ist das Gefühl immer noch da. Und wenn du mir das noch mal erlaubst, dann hören wir erst mal, was die Seite in dir denkt, die das mit der inneren Leere hat. Ja?“ – „Na gut“. – „Also, ich frage die Ecke in dir, wo die innere Leere ist ...“ – „Die ist nicht in einer Ecke, sondern ganz tief im Bauch in der Mitte!“ Sie deutet auf ihren Unterbauch. „Ja, dann frage ich die innere Leere da in deinem Bauch (ich deutete auf ihren Unterbauch): ‚Lieber da innen Leere fühlen – sonst ...?‘“ – „Oh je. Sonst wär da ein anderes Gefühl.“ – „Aha, und wenn da ein anderes Gefühl wäre, was wäre dann?" – „Das würde ich noch weniger aushalten." – „Und – du weißt ja, Jenny, das ist nur ‚als ob', was ich jetzt frage, nur mal so vorsichtig geguckt: Und wenn das Gefühl, das da wäre, wenn das innere Leeregefühl nicht wäre, das andere Gefühl also, wenn das da wäre, was wäre dann ...?" – Jenny bäumt sich geradezu auf: „Ach Scheiße! Menno! Dann käme der ganze Scheiß hoch mit meinem Stiefvater!" – „Oh, das verstehe ich, Jenny. Darf ich dich trotzdem noch weiter fragen: Und wenn du denken oder fühlen würdest, dass ‚der ganze Scheiß' hochkäme – was wäre dann?" – „Dann kann ich mir gleich den goldenen Schuss geben!"

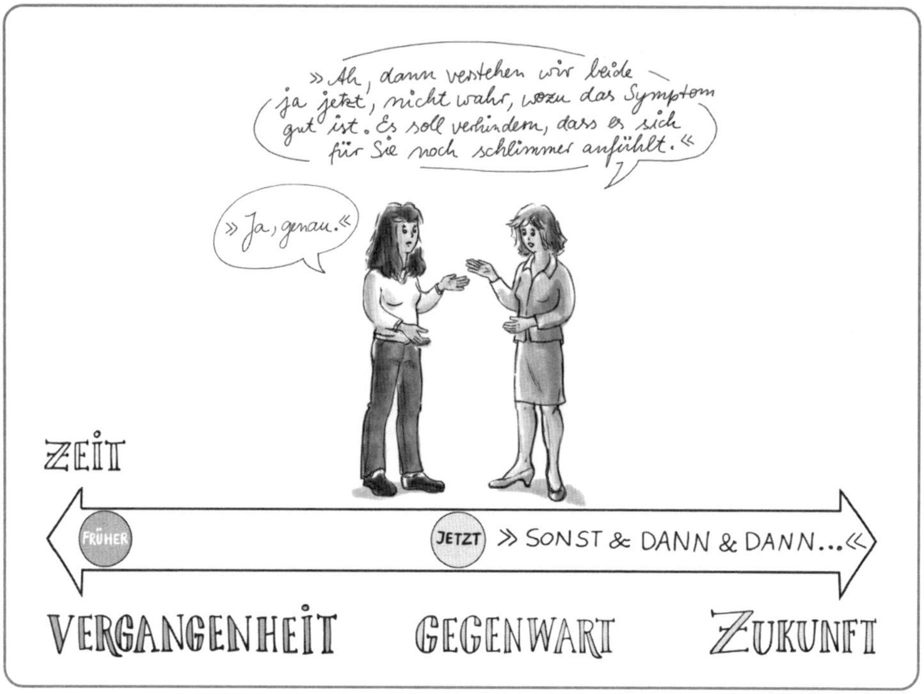
»Ah, dann verstehen wir beide ja jetzt, nicht wahr, wozu das Symptom gut ist. Es soll verhindern, dass es sich für Sie noch schlimmer anfühlt.«
»Ja, genau.«
ZEIT
FRÜHER
JETZT
» SONST & DANN & DANN...«
VERGANGENHEIT
GEGENWART
ZUKUNFT

Besonders für traumatisierte Menschen ist es charakteristisch, dass im Lauf der Zukunfts-Kaskade existenzielle, gar tödliche Befürchtungen auftauchen. Daher ist es gut, dann wieder in die sichere Gegenwart des Raums zurückzukehren und zusammenzufassen: „Dann ist es ja wichtig, dass wir das jetzt verstanden haben: Das Symptom, das Sie so gern verändern möchten, hat einen Sinn, immer noch. Denn in Ihnen gibt es die Befürchtung, dass sonst etwas Schlimmeres passieren könnte."

Diese Erkenntnis ist auch in einem tieferen psychotherapeutischen Prozess sehr bedeutsam. Denn das Symptom – bzw. der Anteil oder Zustand, der da angesprochen wurde – fühlt sich „gehört und verstanden" darin, dass er etwas Schlimmeres verhütet. Bei multiplen Persönlichkeiten bedanke ich mich bei „dem- oder derjenigen", bei nicht multiplen bedanke ich mich bei dem inneren Zustand, dass er uns geholfen hat zu verstehen, wozu er da ist und dass das, was er da hat oder macht, einen Sinn hat. Nicht selten ist es für ein Alltagsbewusstsein überraschend, manchmal gar schockierend, zu merken, dass man bei der Exploration mit drei Schritten bei einer tödlichen oder anderweitig existenziellen Befürchtung gelandet ist.

Doch dabei bleiben wir nicht stehen, denn jetzt fragen wir in die Vergangenheit zurück: „Wie lange denken Sie schon so?"

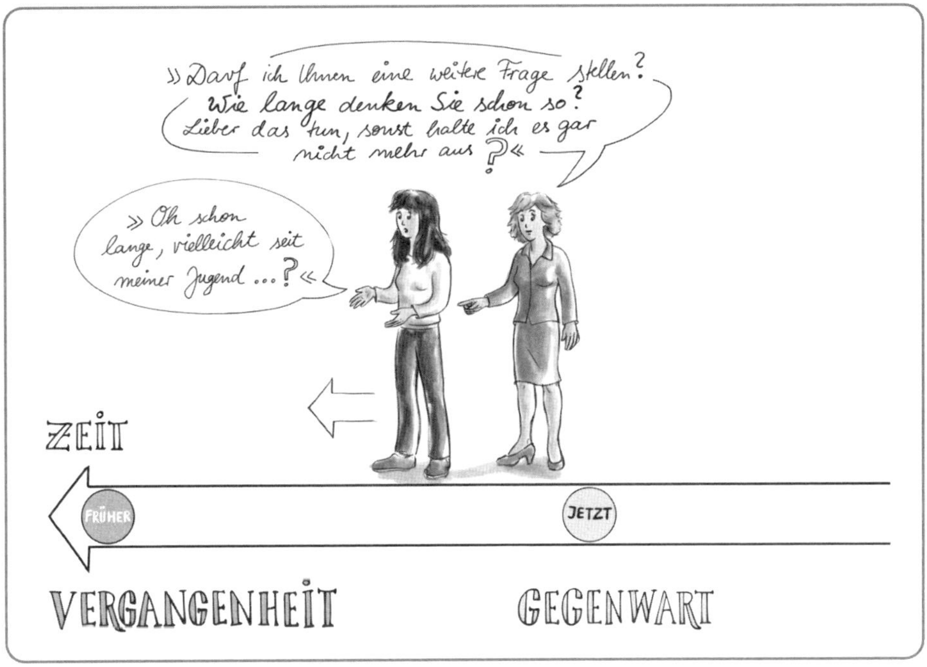
»Darf ich Ihnen eine weitere Frage stellen? Wie lange denken Sie schon so? Lieber das tun, sonst halte ich es gar nicht mehr aus?«
»Oh schon lange, vielleicht seit meiner Jugend ...?«
ZEIT
FRÜHER
JETZT
VERGANGENHEIT
GEGENWART

Damit wenden wir uns von den Befürchtungen ab und zu dem hin, wie und wo dieses Symptom, das „weg" soll, eigentlich entstanden ist. Häufig beginnen die KlientInnen jetzt einen inneren Suchprozess. Vielleicht fällt ihnen etwas ein, das noch gar nicht so lange her ist.

Beispiel „Siehste-Denken": Von ihrer Wahrnehmung her hat Hanna – sie hat eine komplexe dissoziative Störung – innere „Siehste-Leute", die in ihrem Kopf immer hämisch lachen, wenn etwas schiefgegangen ist. Sie fühlt sich dann doppelt beschämt und klein und hilflos. Als ich in die Zukunft gefragt habe („Dann frage ich doch mal ganz respektvoll die Siehste-Leute: Lieber ganz laut ‚Siehste!' sagen, wenn bei Hanna was schiefgelaufen ist, sonst …?"), sind folgende Antworten gekommen: „Sonst bildet die sich noch was ein." – „Und dann?" – „Dann glaubt die noch, sie könnte was." – „Und was denkt ihr, was wäre, wenn Hanna glauben würde, sie könnte was?" – „Dann gäb's den großen Reinfall." – „Und wenn ihr davon überzeugt wärt: Jetzt gibt's den großen Reinfall – was wäre dann?" – „Dann wären bei der ganz schnell alle Lichter aus." (Synonym für: Dann würde Hanna die Beschämung nicht mehr aushalten und sich umbringen.)

Als wir validiert, also gewürdigt haben, dass die Siehste-Leute innen zwar für Hanna ziemlich quälende Sachen sagen, dabei allerdings durchaus verhindern wollen, dass „alle Lichter ausgehen", und Hanna aus dem Staunen etwas heraus ist, frage ich: „Und wie lange denkt es da innen schon so: ‚Siehste!'?" Dabei wende ich mich an die „Siehste-Leute" innen selbst, frage aber auch „alles und alle anderen da innen, die das vielleicht beobachtet haben". Es kommen erst Antworten wie: „Na, als die neulich die Bewerbungsunterlagen wieder bekam …" – „Als die bei der Führerscheinprüfung beim ersten Mal durchgefallen ist …" – „Als die bei der Mannschaftsauswahl immer als letzte gewählt wurde, mit ihren zwei linken Händen." Dann frage ich Hanna und ihr Innenleben, wie ich es immer tue:

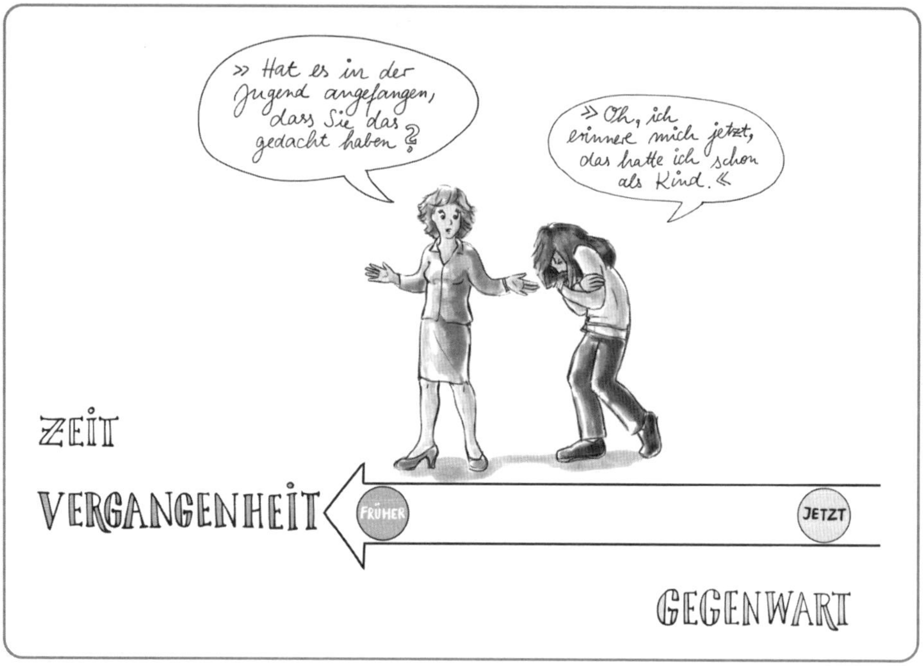
»Hat es in der Jugend angefangen, dass Sie das gedacht haben?
»Oh, ich erinnere mich jetzt, das hatte ich schon als Kind.«
ZEIT
VERGANGENHEIT
FRÜHER
JETZT
GEGENWART

Es kommen erst Szenen aus der Kindheit, und ganz bald kommt: „Ach, immer schon."

An dieser Stelle, wenn Kindheitsszenen auftauchen, gilt es, ebenfalls besonders vorsichtig zu sein. Ich empfehle, nicht in die Szenen hineinzugehen, sondern sie nur grob beschreiben zu lassen.

Hanna meint: „Meine Mutter hat mir immer das Gefühl gegeben, dass ich sowieso nichts bringe. Und wenn ich eine schlechte Note nach Hause brachte … Ach, da fällt mir ein, wenn ich mir die Knie aufgeschlagen habe oder als mich mal jemand in der Schule schlimm verprügelt hatte …" Sie verstummt, und ich ergänze: „Da war das ‚Siehste' immer im Raum, was? So als hätte die Mutter das gesagt?" – „Hat sie ja auch! ‚Siehste, hab ich dir ja gleich gesagt, hättste nur …'" – „Und es dann selbst nach innen zu nehmen, also selbst zu sich zu sagen: ‚Siehste!' wenn etwas nicht gut lief, noch bevor es die Mutter oder jemand anderes sagen konnte. Kann es sein, dass das damals das Beste war, das man unter diesen Umständen tun konnte, um sich zu schützen?"

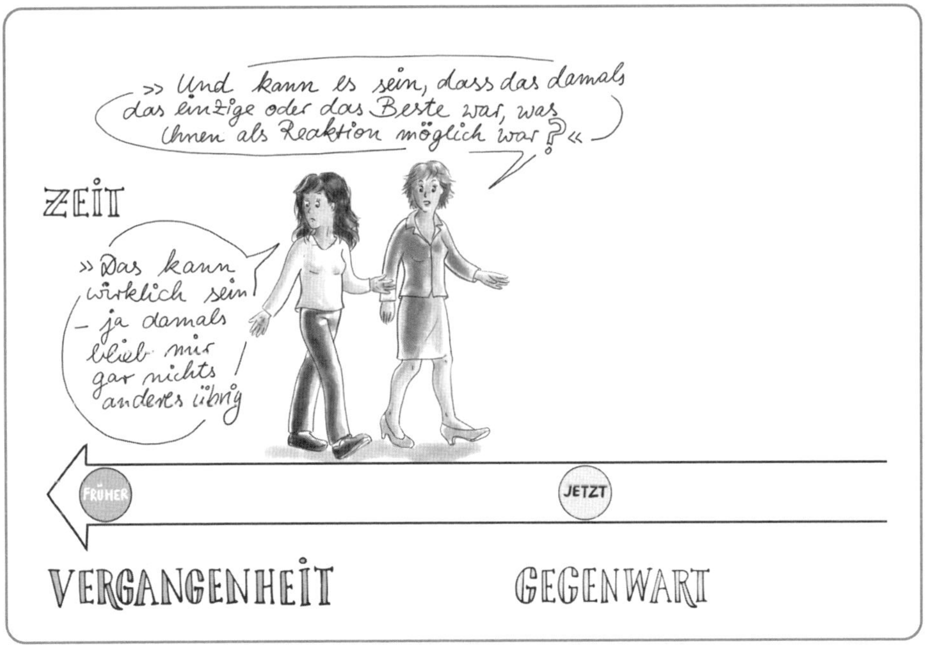
»Und kann es sein, dass das damals das einzige oder das Beste war, was Ihnen als Reaktion möglich war?«
ZEIT
»Das kann wirklich sein – ja damals blieb mir gar nichts anderes übrig
FRÜHER
JETZT
VERGANGENHEIT
GEGENWART

„Tja, kann sein." – „Damit man es sich selbst sagt, bevor es jemand anders sagen kann und dir damit weh tun kann? Also dass du sozusagen deine eigene schlimmste Kritikerin geworden bist und die Siehste-Leute da innen das übernommen haben …

Kann das sein?“ – „Isso. Ja.“ Hanna sieht mich geknickt an. „Selber schuld, wa?“ Sie lächelt schief. „Na, ermutigt worden bist du jedenfalls nicht, was? Sonst hätten die Siehste-Leute nicht in dich hinein kommen müssen mit ihren warnenden Stimmen.“ – „Das stimmt. Zuhause hieß es immer, du schaffst das sowieso nicht.“ – „Dafür hast du aber ganz schön viel geschafft, findest du nicht?“ – „Ja, aber immer mit dem da innen, das mir sagt, ich schaffe das nicht. Und wenn's schief geht – dann: ‚Siehste!‘“

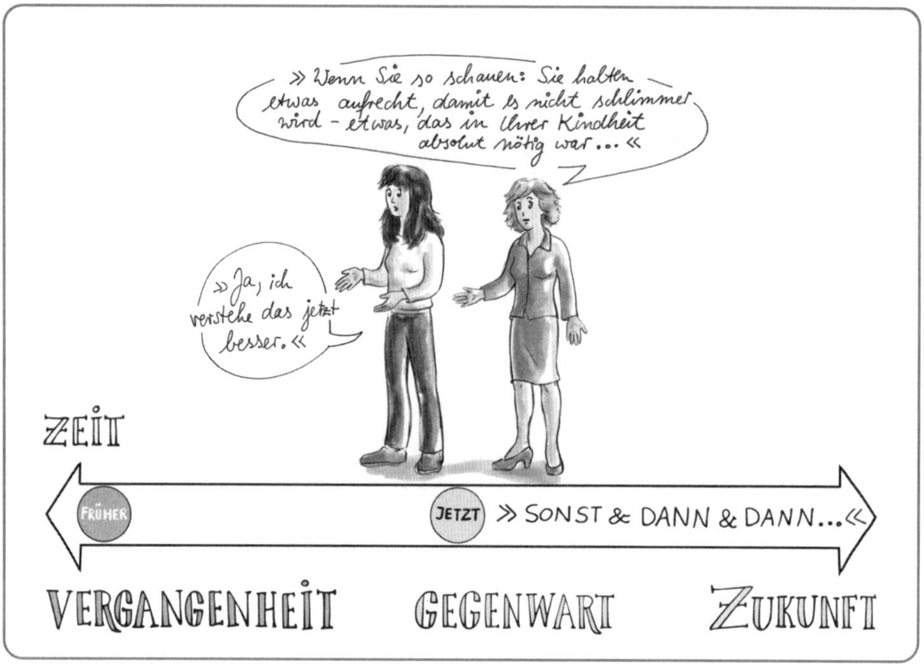
» Wenn Sie so schauen: Sie halten etwas aufrecht, damit es nicht schlimmer wird – etwas, das in Ihrer Kindheit absolut nötig war ... «
» Ja, ich verstehe das jetzt besser. «
ZEIT
FRÜHER
JETZT
» SONST & DANN & DANN ... «
VERGANGENHEIT
GEGENWART
ZUKUNFT

Und was macht man jetzt mit den Erkenntnissen? Zum einen hat man erkannt – und vielleicht, wenn es gut geht, auch anerkannt – dass das Symptom vor Schlimmerem bewahrt. Dann hat man zurückgeschaut und gesehen, dass das Symptom zu einem Zeitpunkt entstanden ist, als es vergleichsweise immer noch das Beste war, das einem einfallen konnte, oder das einzige, das einem übrig blieb.

Beispiel innere Verzweiflung: Klaus hat seine kindliche Verzweiflung gefunden. Das Unverstanden-Gefühl, das er so oft als Kind erlebt hat. Die Verlassenheit in der Not in so vielen Situationen. Und erkannt, dass die Lähmung, die mit der Verzweiflung heute einhergeht, das Beste war, das er entwickeln konnte: einfach aufzugeben, zu akzeptieren, dass es keine Hoffnung auf Besserung geben wird. Er hat seinen kleinen Jungen gefunden, der mit dem Gesicht zur Wand, mal mit Tränen, mal still verzweifelt, einschlief. Hat mithilfe seiner Therapeutin den kleinen Jungen aus dem Bett getragen, ihn an die Brust gedrückt – dabei fielen ein paar Tränen – und ihn in seiner Vorstellung zu sich nach Hause in sein Bett geholt …

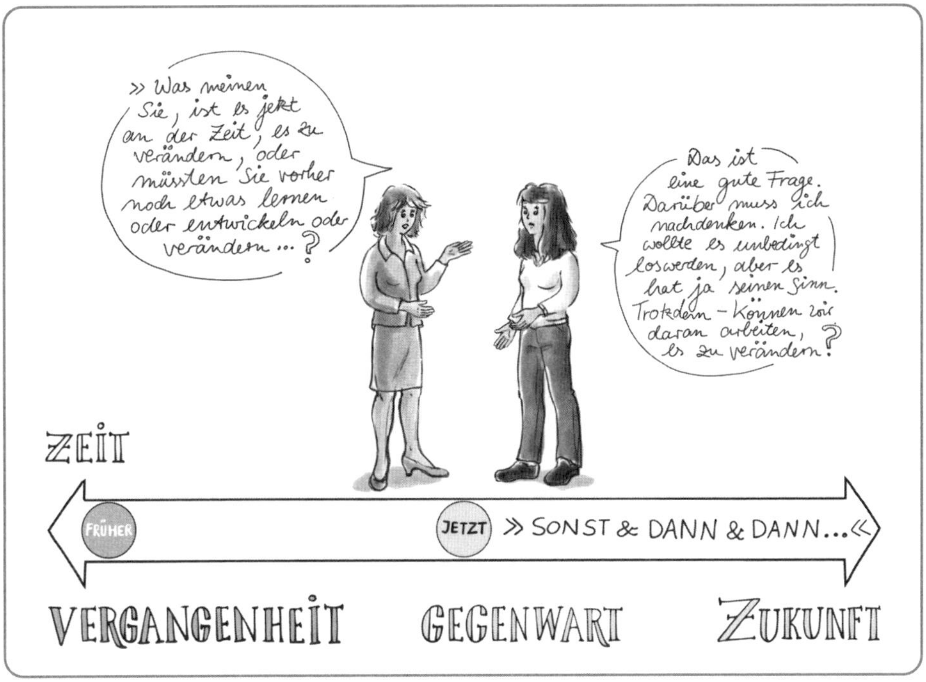
»Was meinen Sie, ist es jetzt an der Zeit, es zu verändern, oder müssten Sie vorher noch etwas lernen oder entwickeln oder verändern …?
Das ist eine gute Frage. Darüber muss ich nachdenken. Ich wollte es unbedingt loswerden, aber es hat ja seinen Sinn. Trotzdem – Können wir daran arbeiten, es zu verändern?
ZEIT
FRÜHER
JETZT
» SONST & DANN & DANN …«
VERGANGENHEIT
GEGENWART
ZUKUNFT

Wenn man gedanklich wieder in der Gegenwart angekommen ist – dabei unterstützt die professionell hilfreiche Person –, kehrt man zur Ausgangsfrage zurück, mit einer kleinen Abwandlung: „Ist es jetzt, so viele Jahre, nachdem das entstanden ist, wirklich die richtige Zeit, es zu verändern, oder müssen Sie erst etwas anderes lernen, entwickeln, verändern, überprüfen …?"

Beispiel Hexenschuss: Während unserer gemeinsamen Arbeit sagt Edith (auf dem Weg zu mir hatte sich der Hexenschuss besonders schmerzhaft bemerkbar gemacht): „Jetzt ist es weg. Mal sehen, ob es wiederkommt!" Offenbar hat sie sich bei den unterwegs gewonnenen Erkenntnissen entspannen können. Ich bitte sie, mir nach zwei Wochen zu schreiben, ob der Hexenschuss wiedergekommen sei. Nach ca. drei Wochen schreibt sie mir, sie sei erstaunt, aber schmerzfrei im Rücken. Die Erkenntnis, dass es ihre Wut sei, die unterdrückte, die ihr kein anderes Ventil gelassen habe seit ihrer Kindheit (da sei es noch viel mehr das Asthma gewesen, es wurde quasi durch den Hexenschuss „abgelöst") – diese Erkenntnis habe offenbar etwas gelöst in ihrem Innern, sodass es möglich wurde, die schlagartige Verkrampfung im Rücken nicht mehr „haben" zu müssen. Dennoch will sie noch mehr über sich verstehen, und wir treffen uns daher später noch einmal, um die Affektkette zu machen (siehe Kapitel 4).

Beispiel Schneidedruck: Kathi weiß zwar, dass das Schneiden Schlimmeres, nämlich einen ernsthaften Suizidversuch, verhindert, aber ihr ist nicht klar gewesen, dass sie zum ersten Mal geschnitten hat, nachdem sie zu Hause von der Vergewaltigung durch ihren Cousin erzählt hatte und man ihr nicht glaubte. Der unerträgliche Schmerz dieses Bindungsverrats durch ihre fühllosen Eltern, die ihrem Cousin mehr glaubten – oder „sich nicht aufregen wollten", wie Kathi meint –, dieser Schmerz konnte nur in der Art „Feuer mit Feuer bekämpfen" weggedrückt werden, indem sie sich das erste Mal ein Küchenmesser in den Arm drückte, bis Blut kam. Die Frage, ob es jetzt, viele Jahre später, denn an der Zeit sei, das Schneiden zu verändern, wobei sie doch Schlimmeres befürchte, bringt sie zum Nachdenken. Sie hat immer noch Kontakt zu ihren Eltern und nach beinahe jedem Besuch – egal, ob sie zu den Eltern fährt oder die Eltern zu ihr kommen – „muss" sie sich schneiden. Wir kommen überein, dass sie in der nächsten Zeit die Beziehung zu ihren Eltern „überprüft". Vielleicht reduziert sie die Anzahl der Besuche, um zu lernen, anders mit dem Gefühl, im Stich gelassen worden zu sein, umzugehen, und mit ihrem Schmerz, nicht verstanden zu werden, für den es auch heute noch genügend Anlässe gäbe, wie sie bemerkt …

1.3 Was es bringt, die Kaskadentechnik einzusetzen

Zum einen: Wissen, dass das Symptom auch heute noch einen Sinn hat.

Zum zweiten: Verstehen, dass es vor Schlimmerem bewahrt.

Zum dritten: Erkennen, dass das Symptom eine Geschichte hat und in einer Situation entstanden ist, als es nichts Besseres gab oder es das einzige war, das einem übrigblieb.

Und schließlich: Noch einmal neu überlegen können, ob das Symptom jetzt sofort verändert werden kann oder ob erst etwas anderes gelernt werden muss, um es dann ggf. zu verändern.

Probieren Sie es mithilfe einer erfahrenen Begleitung aus – es könnte Ihnen vielleicht wichtige Erkenntnisse liefern.

AUSWERTUNGSBLATT: „Kaskadentechnik“

1. Bei welcher Gelegenheit kamen Sie auf die Idee, die Kaskadentechnik anzuwenden?

2. Welches Symptom wurde angeschaut?

3. Welche Befürchtung gab es? (Sonst …?)

4. Konnte der Klient / die Klientin verstehen, dass das Symptom Schlimmeres verhindert?

5. Wie lange denkt sie / er schon so? Wo ist das Symptom entstanden?

6. Konnte der Klient/die Klientin verstehen, dass ihr/ihm damals nichts anderes übrig blieb bzw. es unter den Umständen nichts Besseres gab, als das Symptom zu entwickeln?

7. Was meint der Klient/die Klientin zu Folgendem? Ist es jetzt, heute, an der Zeit, das Symptom zu verändern? Oder müsste vorher etwas anderes gelernt, überprüft, angeschaut oder verändert werden?

8. Ihre Anmerkungen:

2. Die Körper-Problem-Ressourcentechnik

2.1 Wenn das Problem zu weit von den Ressourcen entfernt scheint

Kennen Sie das? Sie hängen mit Ihrem Problem oder Symptom in einer Dauerschleife. Sie versuchen, es zu verändern und verfügen auch über viele Fähigkeiten (auch wenn Sie das manchmal nicht glauben können 😉), aber Ihr Problem scheint mit Ihrem Können und Ihren Fähigkeiten nichts zu tun zu haben. Das ist eine typische Situation aus der Rubrik „erlernte Hilflosigkeit“: Man kann ausprobieren, was man will – am Schluss ist man davon überzeugt, an der eigenen Misere selbst nichts mehr verändern zu können.

Wir kennen das alle: Diese verdammte Blockade, wenn es darum geht … ein Haushaltsbuch zu führen, endlich das Rauchen aufzugeben, vernünftiger zu essen; rechtzeitiger Feierabend zu machen; nicht mehr als ein Glas Wein am Abend zu trinken; den notwendigen Kredit bei der Bank zu beantragen, die Papierstapel auf dem Schreibtisch abzuarbeiten, wieder mehr Sport zu machen, die Rechnungen zu bezahlen … Irgendwo klemmt es, obwohl Sie eigentlich alle Fähigkeiten besitzen, das zu tun, was da „nicht geht“. Sie können durchaus diszipliniert sein, haben das auch schon oft unter Beweis gestellt, aber bei dieser Sache, da hilft anscheinend nichts. Manche Menschen haben noch sehr viel intensivere Probleme. Sie schädigen sich massiv körperlich, sind unglücklich in ihrer Beziehung oder haben regelrechte Selbsthassattacken. Allen gemeinsam ist, dass sich die Frage stellt: Wie kann ich das bloß verändern?

Wenn jemand mit solchen Problemen zu mir kommt und wir uns dem Thema ernsthaft widmen, schlage ich erst einmal die Kaskaden-Technik vor (siehe Kapitel 1), weil dann deutlich wird, welche Befürchtungen das Symptom oder Problem aufrechthalten und wie es entstanden ist.

Als Nächstes geht es darum, zu verstehen und am besten ganz konkret zu fühlen: Man ist kein Loser, ist nicht grundsätzlich ein Versager, auch wenn man sich manchmal – oder auch immer öfter – so fühlt. Nein, manches bekommt man ganz gut hin. Diese Ermutigung zur Selbsterfahrung gehört in jede Stabilisierungsarbeit, gerade auch bei sehr entmutigten und schwer geschädigten Menschen. Hier helfen Selbstberührungen, die den betroffenen Menschen wieder auf eine freundliche Weise mit dem eigenen Körper in Kontakt bringen. Eine der erfolgreichsten und einfachsten

Methoden ist unter der Abkürzung EFT bekannt, die für „Emotional Freedom Technique“ steht (Craig 1995, Church 2013, Garcia-Campajo & Pujols 2017). Ich habe mir erlaubt, diese Technik abzuwandeln und nenne sie „Körper-Problem-Ressourcentechnik“ (KPR).

2.2 Einen Punkt unter dem Schlüsselbein finden

Meiner Erfahrung nach sind gute Selbstberührungen wichtig, um den Blick nach innen richten zu können. Außerdem kann das körperliche (Wohl-)Empfinden, das durch vorsichtiges Klopfen, Reiben oder einfach sachtes Berühren bestimmter nicht tabuisierter, aber spürbar empfindsamer Körperstellen entsteht, eingesetzt werden, um das Gefühl von „Stimmigkeit“ herzustellen, nach dem Motto: „Das stimmt. Das ist richtig. Das ist so.“ Diese Eigenwahrnehmung in der Körperresonanz zu fühlen und damit zu wissen „Ja, das stimmt“, ist viel wichtiger als alles, was andere Menschen einem vorschlagen oder einreden könnten.

Wie könnten Sie eine solche positiv empfindsame Körperstelle finden, die sich für diese „Stimmigkeitsübung“ eignet? Hier ein Vorschlag:

In der Region unterhalb Ihres Schlüsselbeins (bei Rechtshändern unter dem linken, bei Linkshändern unter dem rechten Schlüsselbein zu finden) gibt es vielleicht eine Stelle – im Geiste sehe ich Sie schon auf bzw. unter Bluse oder Hemd danach tasten –, die sich „anders“ anfühlt als die Umgebung. Möglicherweise ist dort das Bindegewebe etwas dichter als an den umliegenden Körperstellen, vielleicht ist neben einer Kuhle eine leichte Erhebung zu spüren… Tasten Sie nach einer Stelle, die Ihnen geeignet scheint, um später die Übung durchzuführen. Und dann kreisen sie mit einem oder zwei Fingern ganz sacht um diesen Punkt. Es sollte nicht schmerzen, sondern nur zu spüren sein auf eine Weise, die Sie „okay“ oder sogar angenehm finden. Der Druck der Finger sollte nicht zu sacht sein – dann fühlen Sie nichts –, aber auch nicht zu fest, weil es dann weh tut, und das soll es nicht.

Nach der Traditionellen Chinesischen Medizin gibt es übrigens einen empfindlichen „Lungen-Anfangspunkt“. Falls Sie sich mit diesem System auskennen, könnten Sie auch diesen ganz sacht berühren. Doch es muss nicht zwingend dieser Punkt sein. Sie können im Prinzip nichts falsch machen. Ertasten Sie einfach irgendeine Stelle unter dem Schlüsselbein, die Sie wiederfinden und bei der es Ihnen angenehm ist, sie zu berühren.

Sollte Ihre Therapeutin Ihre Bewegungen mitmachen, versuchen Sie nicht, dieselbe Stelle zu finden, die sie sich ausgesucht hat. Entscheidend ist nicht, dass Sie etwas

„richtig“ machen, sondern dass Sie eine Stelle auswählen, die sich unter dem leichten Druck Ihrer Finger auch bei längerem Kreiseln noch „okay“ oder sogar angenehm anfühlt. Wenn Sie mit den Fingern bereit sind, können Sie mit der Übung fortfahren.

2.3 Mehrere Ressourcen benennen: Stimmig?

Wie benennt man eigene Ressourcen? Etwa so: „Ich kann ganz gut …“ Da ich als Psychotherapeutin gern behilflich bin, übernehme ich es, zu fragen: „Gibt es etwas, von dem Sie sagen, dass Sie es ganz gut können? Oder gibt es zum Beispiel etwas Gutes, von dem Sie sagen, dass Sie es geschafft oder hinbekommen haben?“

Manche meiner schwersttraumatisierten KlientInnen haben so wenig Selbstwertgefühlt, dass sie mich erst einmal erstaunt ansehen. Es fällt ihnen zunächst gar nichts ein. Dann helfe ich mit lustigen Sätzen: „Können Sie Kaffee kochen? Ein Spiegelei braten? Sich die Fingernägel lackieren?“ Na klar, irgendetwas davon geht immer. Dann frage ich weiter: „Haben Sie einen Schulabschluss geschafft oder Ihre Führerscheinprüfung? Oder gar ein Jodeldiplom?“ Wenn wir gemeinsam lachen, ist schon viel gewonnen, denn dann kann ich sagen: „Hm, wie wäre es mit: ‚Ich kann manchmal über Witze lachen‘?“

Sobald jemand etwas benennt, bitte ich ihn oder sie, den Satz auszusprechen und währenddessen den Punkt unter dem Schlüsselbein sacht zu reiben. Und sobald der Satz beendet ist, frage ich: „Spüren Sie mal die Stelle unterm Schlüsselbein: Fühlt sich das stimmig an?“ Manche Menschen beginnen dann erst, genauer hinzuspüren, und vorsichtig fragend antworten sie so etwas wie, sie müssten es noch einmal ausprobieren. „Sehr gut“, sage ich dann. „Bitte den Satz noch einmal sagen, den Sie ausgesucht haben.“

Beispiel Nancy: „Ich kann gut kochen“, sagt sie. Ohne die Berührung. Ich bitte sie, den Satz noch einmal zu wiederholen, während sie den Punkt unter dem Schlüsselbein sacht reibt und mir zu sagen, ob sich das stimmig anfühlt. Daraufhin spricht sie den Satz aus und präzisiert ihn, während sie nachdenklich schaut und die Stelle unter dem Schlüsselbein reibt: „Ich kann gut – naja meistens, einiges, vieles … gut kochen. Aber vor allem kann ich gut backen!“ Daraufhin bitte ich sie, weil sie den Satz mit dem Backen mit besonderer Begeisterung ausgesprochen hat, noch einmal während der Berührung des Körperpunkts nur den Satz zu sagen: „Ich kann gut backen.“ Sie tut es. „Stimmig?“ – „Ja!“ Das kommt sofort und ganz klar.

Ich bitte Nancy, noch eine Eigenschaft oder etwas, das sie schon geschafft hat, zu benennen und wieder auf Stimmigkeit in der Körperresonanz unter der Berührung zu achten. Sie überlegt, während sie weiter den Punkt unter dem Schlüsselbein reibt: „Ich kann ganz gut Autofahren und hab die Masterprüfung auf Anhieb geschafft." Wieder bitte ich sie, den Satz ganz einfach zu machen und genau auf Stimmigkeit im Körper zu achten, beide Sätze getrennt: „Ich kann ganz gut Autofahren." „Stimmig?" – „Jawohl!" Und dann: „Ich habe die Masterprüfung auf Anhieb geschafft – obwohl das verdammt schwer war!" „Stimmig?", frage ich. Sie nickt grimmig. „Oh ja. Das war sauschwer, und darauf bin ich auch stolz." – „Können Sie das im Körper fühlen?" – „Ja, hier im Bauch, nicht nur da oben." Sie reibt „da oben" den Punkt weiter, findet das offenbar sehr angenehm. Und legt die andere Hand auf ihren Bauch. „Wunderbar", sage ich, „dann können wir ja zum nächsten Schritt der Übung übergehen."

2.4 Das hartnäckige Problem und eine Ressource benennen

Das Problem benennen: Auch wenn ich … habe / bin, …"

Beispiel Helmut: Er hat als hartnäckiges Problem benannt: „Ich schaffe es nicht, mit dem Rauchen aufzuhören." Als Ressourcen hat er „stimmig" gefunden: „Ich bin meistens ein umsichtiger Autofahrer." – „Ich habe in meinem Leben schon viel verändert." Und: „Ich kann gut Schach spielen." Auch wenn „Ich habe in meinem Leben schon viel verändert" geradezu einlädt, es auf das Rauchen-Aufhören anzuwenden, erlebt Helmut erlernte Hilflosigkeit: Er hat in Bezug auf das Rauchen schon alles probiert, aber das ist eben ein Problem, bei dem nichts zu helfen scheint.

Eine Ressource benennen: „… so kann ich doch …"

Daher bitte ich Helmut, zunächst zu sagen: „Auch wenn ich es immer noch nicht schaffe, das Rauchen aufzugeben, so kann ich doch …" Er tut es, dreht dabei mit den Fingern über seinem blauen Hemd über die empfindsame Stelle unter dem Schlüsselbein – und schaut mich dann ratlos an. „Sie haben ja einiges schon benannt, das Sie gut können, dann fangen wir einfach damit an und arbeiten uns dann weiter vor", schlage ich ihm vor und biete an, den Satz noch einmal zu sagen und ihn mit „bin ich meistens ein umsichtiger Autofahrer" zu beenden. Er grinst ein bisschen und sagt dann langsam, begleitet von den Drehbewegungen mit zwei Fingern der rechten Hand unter dem linken Schlüsselbein: „Auch wenn ich es immer noch nicht schaffe, das Rauchen aufzugeben, so bin ich doch meistens ein umsichtiger Autofahrer.“ – „Stimmig?“ – „Ja, aber das hat ja wenig miteinander zu tun“, meint er. „Rauchen Sie beim Autofahren?“ – „Nein.“ – „Ah ja“, sage ich, „da rauchen Sie nicht?“ – „Nein, das hasse ich, vor allem wenn die Kinder im Auto sind, das will ich ihnen nicht antun. Außerdem lenkt es mich vom Fahren ab. Im neuen Auto habe ich auch schon kein Raucherpaket mehr installieren lassen. Aber trotzdem rauche ich halt dann abends zu Hause …“ – „O.k.“, meine ich, „dann versuchen wir es mit dem zweiten Satz als Ergänzung zu ‚Auch wenn ich es immer noch nicht schaffe, das Rauchen aufzugeben, so …‘, nämlich: ‚habe ich in meinem Leben schon viel verändert‘.“ Ob er das einmal hintereinander sagen könne?

Er stockt mit der Hand, und ich ermuntere ihn, die kreiselnden Bewegungen unter dem Schlüsselbein während des zweiteiligen Satzes: „Obwohl ich …, so kann ich doch …“ wieder aufzunehmen. Also sagt er und reibt die Stelle über seinem Hemd dabei: „Auch wenn ich es immer noch nicht schaffe, das Rauchen aufzugeben, so … habe ich doch schon viel in meinem Leben verändert.“ – „Stimmig?“ – „Ja, das stimmt wirklich“, sagt er. „Ich habe mich von meiner Frau getrennt, nachdem sie fremdgegangen ist. Bin in eine andere Stadt gezogen, als ich dort einen interessanten Job angeboten bekam. Hab gekündigt, als wieder ein besserer Job kam in einem anderen Land. Hab mich überwunden, bei der Geburt meines zweiten Kindes dabei zu sein, obwohl ich mich davor fürchtete, und es war toll. Aber das mit dem Rauchen – wir haben ja schon herausgefunden, dass ich sehr früh damit angefangen habe, schon mit elf. Das ist echt schwer, davon zu lassen. Da weiß ich noch nicht …“ – „Gut“, sage ich, „viel schon verändert im Leben, das ist schon was. Und bleiben Sie ruhig bei dem Satz: ‚Auch wenn ich es immer noch nicht schaffe, das Rauchen aufzugeben, so …‘, und fügen jetzt die dritte Ressource hinzu: ‚bin ich ein guter Schachspieler‘.“ Jetzt lacht Helmut: „Das hat doch gar nichts miteinander zu tun!“ – „Sagen Sie es trotzdem einmal hintereinander“, ermuntere ich ihn. „Und reiben Sie einfach weiter die Stelle unterm Schlüsselbein.“ „O.k., also: Auch wenn ich es immer noch nicht schaffe, das Rauchen aufzugeben – und es wirklich eine harte Nuss ist, echt schwer – so bin ich doch ein guter Schachspieler. Ja, das stimmt auch. Und wissen Sie was? Beim Schachspielen rauche ich auch nicht. Das hab ich mir verboten.“ – „Und das gelingt Ihnen? Wie wäre es denn, wenn Sie den Satz jetzt verändern, in: ‚Auch wenn ich es außer beim Autofahren und Schachspielen immer noch nicht schaffe, das Rauchen ganz zu lassen, so habe ich doch schon vieles in meinem Leben verändert‘? Mögen Sie so einen Satz, natürlich mit Ihren eigenen Worten, einmal sagen, während Sie weiter diese Stelle vorsichtig reiben?“ – „O.k., also: Auch wenn ich es außer beim Autofahren – und ja auch immer, wenn ich draußen an der frischen Luft bin, außer im Biergarten, und beim Schachspielen rauche ich auch nicht …, also obwohl ich es noch nicht geschafft habe, das Rauchen ganz aufzugeben, so … wie war das?“

Er schaut mich fragend an, und ich souffliere: „Habe ich schon viel in meinem Leben verändert. Könnten Sie das trotzdem noch mal von vorn nach hinten in einem Rutsch sagen: ‚Auch wenn ich … so kann ich doch …‘?“ – „Also: Auch wenn ich es verdammt noch mal schwer habe, das Rauchen ganz zu lassen, so kann ich doch viel, also Schachspielen, und Autofahren und alles Mögliche, und ich hab schon so viel geschafft. Also dann kann ich das vielleicht auch noch schaffen. Obwohl …“ Ich sehe es ihm an, dass er den Prozess gern abkürzen möchte, daher schlage ich eine kurze Pause vor, einmal Fenster auf, einen Schluck Wasser trinken … Dann sage ich: „Sie können auch noch nach anderen Sachen suchen, die Sie gut können. Dinge, die vielleicht noch näher an dem Thema ‚Rauchen jetzt mal bald ganz lassen‘ sein könnten. Sie könnten zum Beispiel den zweiten Teil des Satzes so anfangen: „So kann ich doch *versuchen, …*“

„Ah ja, das kann ich mal probieren“, meint Helmut, und wir üben wieder: Die Stelle am Schlüsselbein reiben, den Satz mit „Auch wenn ich …“ mit „So kann ich doch versuchen, …“ weiterführen, und ich mache ihn neugierig, was ihm vielleicht dazu einfällt. Er konzentriert sich und beginnt: „Auch wenn es mir immer noch so verdammt schwerfällt, gar nicht mehr zu rauchen, so kann ich doch versuchen …“ – und dann kommt's: „So wie ich nicht rauche beim Schachspielen, meistens auch nicht an der frischen Luft und auch nicht beim Autofahren – kann ich versuchen, immer eine weniger zu rauchen, auch abends nicht. Und mehr wieder Schachspielen, weil ich dann sowieso nicht rauche. Und mehr Ausflüge mit den Kindern machen am Wochenende, weil ich dann auch nicht rauche. Und wieder Joggen, die Schuhe hab ich mir schon rausgestellt, und wenn ich jogge, bin ich ja draußen und rauche nicht. Und immer etwas mehr ausschleichen. Drinnen immer nur pro Tag, naja pro Woche eine Zigarette weniger …“ „Fühlt sich das stimmig an?“ Helmut überlegt, fühlt in seinen Brustkorb, und meint: „Täte der Lunge auch gut. Ja, fühlt sich stimmig an.“

Wir belassen es erst einmal dabei; ich frage ihn, wie er die Übung fand, und er meint: „Was komisch ist: Erst war das, was ich im Positiven bin und kann, ja ganz weit weg von dem Rauchproblem. Wie zwei völlig unterschiedliche Ecken im Kopf. Aber je öfter ich das einerseits – andererseits und die ganze Zeit dieses Körper-Dings gemacht habe, desto mehr ist das irgendwie zusammengekommen. Und dann ist mir immer mehr eingefallen. Es stimmt ja, dass ich immer mehr Bereiche habe, wo ich nicht rauche. Aber die letzten Jahre war ich fast nicht draußen, hab auch das Schachspielen schleifen lassen – und wenn ich am Schreibtisch sitze oder auf der Couch beim Fernsehen oder Daddeln, dann will ich halt mehr rauchen. Da ist mir dann eingefallen, dass ich das pro Woche um eine Einheit, also eine Zigarette, kürzen könnte. Gehe ja extra raus zum Rauchen. Wenn ich mehr draußen aktiv bin, ist das sowieso einfacher. Und das mit dem Joggen hatte ich schon länger wieder vor, hab mich aber gegruselt, weil ich wahrscheinlich nach hundert Metern schon alle bin …“ Aber jetzt? Traut er sich das jetzt mehr zu? „Ja, weil ich richtig einen Plan habe: Mehr mit den Kindern draußen sein, mehr überhaupt draußen machen. Und irgendwie wusste ich das, und doch wieder nicht – wenn ich mehr draußen bin, rauche ich einfach weniger. Wenn ich dann noch mehr Schach spiele, und wenn ich mir bei all dem eine Zigarette pro Woche abknapse – ich glaube das schaffe ich. Kann sein, dass ich dann sogar irgendwann unterwegs schlagartig die Kippen in den Müll werfe. Hab ich ja schon mal gemacht und anderthalb Jahre nicht geraucht." Was ist ihm damals in die Quere gekommen, dass er doch wieder anfing? „Die Trennung." Er seufzt. „Aber jetzt bin ich mit meiner zweiten Frau und den Kindern ganz glücklich und will endlich aufhören mit dem Zeug." Raucht Ihre Frau auch, frage ich. „Nein. Sie sagt zwar nichts, aber die freut sich bestimmt, wenn ich nicht dauernd auf den Balkon gehe."

Etwa vier Wochen später ist eine Urlaubskarte von Helmut im Briefkasten: „Danke und herzliche Grüße vom Freizeitsportler – und Nichtraucher!"

Manchmal ist der Prozess „Auch wenn ich …, so kann ich doch …" zäh und dauert eine halbe oder dreiviertel Stunde. Mit Hin und Her und Vor und Zurück. Da ich häufig mit komplex traumatisierten Menschen arbeite, entsteht oft eine innere Diskussion, wie etwa bei Conny.

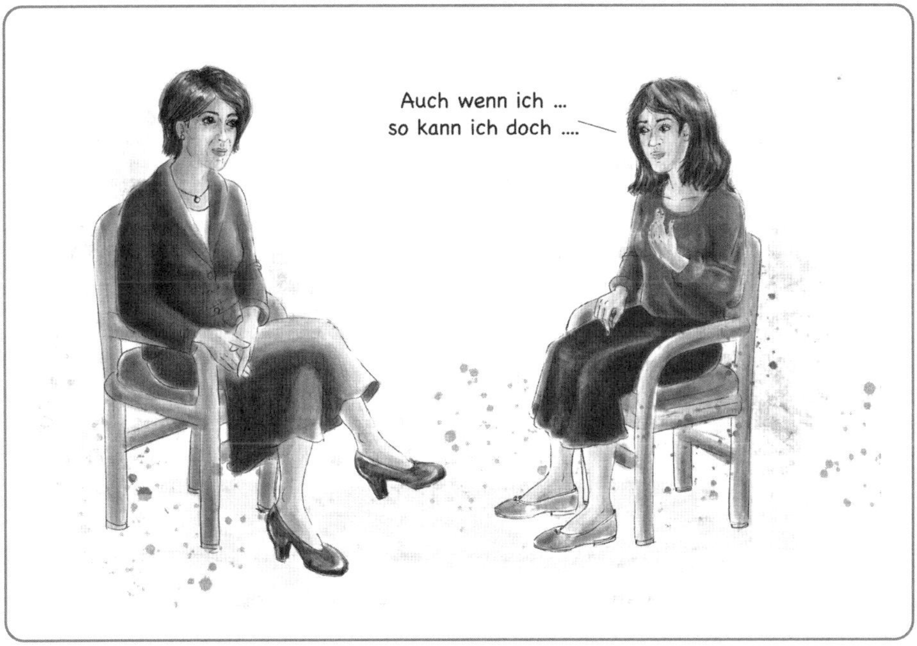

2.5 Problem und Ressourcen näher zusammenbringen

„... kann ich *versuchen*, ..."

Beispiel Conny: Sie tut sich schwer, etwas Positives zu finden, um die Berührung unter dem Schlüsselbein auf das Gefühl von „Stimmigkeit" hin zu testen. Sie ist aber grinsend einverstanden, als ich „Ich kann gut Kaffee kochen" vorschlage. Dann will sie – bzw. wollen ihre inneren Anteile – lauter negative Dinge als Ressourcen benennen: „Ich kann mich gut versorgen, wenn ich mich geschnitten habe." – „Ich kann gut kotzen" etc. So sehr ich mir Mühe gebe, es kommt höchstens noch „Ich hab Abitur gemacht" als Ressource hinzu und natürlich nicht ohne den Zusatz: „Aber nur mit Durchschnittsnote Drei." Stimmig? Ein langgezogenes Jaaaaa.

Dennoch will ich es versuchen, denn ihr Problem ist: „Ich will mich an meinem 30. Geburtstag umbringen", und der 30. Geburtstag steht in wenigen Tagen bevor, und in unserer letzten Stunde vor diesem Tag ist sie damit um die Ecke gekommen. Also bitte ich alle und alles da innen, gut mit darauf zu achten, welche Sätze sich stimmig anfühlen. Den Punkt unter dem Schlüsselbein kann nur die Alltags-Conny überhaupt fühlen, die anderen Anteile, so sagt sie, hätten kein Körpergefühl, wenn sie diese Berührung vornimmt. Ich frage, ob die Alltags-Conny sich auch am 30. Geburtstag umbringen wolle, und sie antwortet: „Für mich fühlt sich das eher wie ein Zwang an. Also ich würde sagen: ‚Auch wenn ich das Gefühl habe oder den Druck merke, ich müsste mich an meinem 30. Geburtstag umbringen ...'" – O.k., dann könne sie auch die Antworten geben, sage ich – aber es könnten auch andere Vorschläge von innen hinzugefügt werden. „So kann ich doch ...?" ermuntere ich. Sie gluckst vor Lachen, als sie vor sich hin sagt: „Auch wenn es den Druck gibt, mich am 30. umbringen zu müssen, so kann ich doch – Kaffee kochen!" Wir sehen uns lachend an und machen ein paar Scherze in der Art „Na immerhin!" Danach schlage ich vor, es ruhig mit allen anderen Sätzen „So kann ich doch ..." auch zu probieren, selbst wenn die noch so drastisch oder seltsam klingen.

„..., so kann ich doch gut kotzen" führt zu: „Ja, das hilft manchmal, wenn der Druck groß ist. „..., so hab ich doch Abitur gemacht – wenn auch nur mit ner Drei im Schnitt" führt zum gemurmelten Kommentar von innen: „Eigentlich schade drum." Die Veränderung kommt noch deutlicher mit: „Auch wenn ich den Druck habe, mich am 30. Geburtstag umbringen zu müssen ..., so kann ich mich doch gut versorgen, wenn ich geschnitten habe." – „Na, ob das diesmal auch helfen könnte?", frage ich. „Habt ihr schon mal um einen runden Geburtstag rum versucht, euch umzubringen und habt das irgendwie überlebt?" – „Ja, mit 18" – „Auch mit 20", „Und fast immer an Silvester …“ kommt es rasch hintereinander aus ihrem Mund, und Conny ist erstaunt, dass „die innen mitreden“.

„Hm“, meine ich, „vielleicht könnte es jetzt mit etwas probiert werden wie: ‚Auch wenn ich am Geburtstag …‘“ – „Um den Geburtstag herum!“ wird korrigiert, und ich nehme den Satz wieder auf: „Auch wenn ich um den Geburtstag herum und am Geburtstag selbst den Druck haben werde, mich umzubringen, so kann ich doch *versuchen, …*“ Und sie wiederholt mit ihren Worten: „Auch wenn ich um den Geburtstag herum und ganz bestimmt an dem Tag – Geburtstage sind immer Scheißtage – den dollen Druck haben werde, mich umzubringen, so kann ich doch – können wir doch *versuchen …*, dass wir das überleben und uns dann hierher schleppen zu Ihnen, und wenn Sie uns helfen, dann kriegen wir das bestimmt irgendwie hin!“

Nun will ich nicht alle Verantwortung für ihr Überleben aufgebürdet bekommen, aber ich habe verstanden, dass sie und ihr Innenleben meine Ermutigung und das Versprechen der Weiterarbeit brauchen. Also schlage ich einen „Selbstschutzvertrag“ vor, den wir gemeinsam schriftlich aufsetzen: „Auch wenn ich (wir) den Druck haben werden, uns am 30. Geburtstag oder um den Tag herum umzubringen, werden wir uns selbst schützen, indem wir …“ Und wir ergänzen mit: „Uns ablenken. (Kaffee trinken! 😉), spazieren gehen, unsere Freundin Tina anrufen und uns mit ihr verabreden, unser Abiturzeugnis in Kopie an die Zimmertür hängen (tatsächlich wurde das zu einem positiven Punkt), den Krisendienst anrufen, wenn wir nicht mehr können. Und wenn wir doch anfangen zu schneiden, uns gut versorgen. Der Therapeutin eine WhatsApp schreiben und hoffen, dass sie etwas Beruhigendes mit uns spricht. Wenn sie nicht da ist oder das nicht sieht, versprechen wir, in die Notaufnahme zu gehen.“

Wir feilen noch ein bisschen am Text, aber es gelingt mir nicht, in der Reihenfolge den Kontakt zu mir VOR die Selbstverletzung zu setzen. So muss ich darauf hoffen, dass sie sich, wenn der Druck doch zu groß wird, danach zumindest noch selbst versorgen kann. Und so kommt es dann auch: Sie hat sich leicht verletzt, selbst versorgt und den Kontakt gesucht, ich habe ihr geantwortet. Einigermaßen stolz kommt sie in die Stunde nach dem 30. Geburtstag und meint: „Das mit dem Abitur war mir ja einfach so eingefallen. Aber als es dann so schrecklich schlimm war, hab ich da immer auf das Blatt an der Tür gestarrt und innen gemerkt, dass da etwas meinte: ‚Wozu haben wir eigentlich die Scheiße früher überlebt und uns sogar durchs Abitur gequält, wenn wir jetzt unser Leben einfach wegschmeißen? Es muss doch für irgendwas gut gewesen sein. – Los, geh und koch Kaffee!‘“ Und sie meint, daraufhin ein inneres Kichern vernommen zu haben …

AUSWERTUNGSBLATT: „Körper-Problem-Ressourcentechnik"

1. Welches Problem soll verändert werden, das bislang unveränderbar erscheint?

____

____

____

2. Wurde eine Stelle (links oder rechts) unter dem Schlüsselbein gefunden, die mit zwei oder drei Fingern der anderen Hand leicht reibend fühlbar ist?

   (Alternativen: Eine Stelle zwischen Daumen und Zeigefinger an der Oberseite der Hand, eine Stelle oberhalb des linken oder rechten Knies ... Bitte keine Stelle unmittelbar an Kopf oder Hals wählen, auch nicht am Fuß. Das Gefühl der „Stimmigkeit" ist sonst zu schwer herstellbar.)

   Die fühlbare Körperstelle ist:

____

3. Mehrere Ressourcen finden, nach dem Motto: „Ich kann gut ..."

   a) ______________________________

   b) ______________________________

   c) ______________________________

4. Auch wenn ich ... (Problem benennen), ... so kann ich doch ... (gefundene Ressourcen einsetzen)

____

____

____

5. Auch wenn ich (immer noch das Problem ...) habe, so kann ich doch *versuchen*, ... (neue Möglichkeiten erkunden)

6. Ergebnis der Übung

3. Die Hand-aufs-Herz-Technik

3.1 Wenn die innere „Stimmigkeit" zur Selbstaffirmation werden kann

Als ich einmal auf Einladung des Polarity Centers Zürich gemeinsam mit meinen beiden Kollegen Peter Levine und Kathy Steele einen mehrtätigen Workshop durchführte, zeigten wir den Teilnehmenden einige unserer Möglichkeiten, den Körper der Patienten in die psychotherapeutische Arbeit einzubeziehen. Peter Levine als oft in Zürich arbeitender US-Amerikaner war überrascht, als ich erläuterte: „Hand aufs Herz" heiße im deutschen Sprachraum so viel wie „Nun aber mal ehrlich". Begeistert meinte er, das könne man ja wunderbar einsetzen, und in der Tat arbeite ich oft mit dieser Möglichkeit der aufrichtigen Selbstbestätigung.

Entwickelt habe ich diese Technik auch deshalb, weil ich oft beobachten konnte, wie Menschen in unterschiedlichen Kulturen einander trösten (man drückt die zu tröstende Person „an die Brust") und wie sie gestisch versuchen, sich selbst zu halten, wenn sie großen Kummer haben oder ihnen etwas sehr „zu Herzen geht": Sie fassen sich genau an diese Stelle, mit einer oder beiden Händen.

Wie aber kann man diese Selbstberührung und diese „Nun-mal-ehrlich"-Haltung gezielt in helfenden Gesprächen vorschlagen und einsetzen?

3.2 Auf dem Brustkorb einen Punkt über der Thymusdrüse finden

Die Thymusdrüse, die vor allem in Ihrer Kindheit und Jugend das Bindungshormon Oxytocin produzierte, befindet sich hinter Ihrem Brustbein. Sie zu stimulieren hat sich als eine gute Möglichkeit der Selbstberuhigung erwiesen (Liu et al. 2018, Nina & Vandenbosch 2017).

Lassen Sie uns nun die Stelle suchen, an der sich Ihre Thymusdrüse in etwa befindet. Sie ist zwischen Ihren oberen Lungenflügeln angesiedelt, und um den Punkt von außen zu finden, gehen Sie einmal mit den Händen zu Ihren Schlüsselbeinen, tasten sich dann zum Brustbein vor und gehen etwa eine Handbreit nach unten. Als Frau können Sie auch vom Busen ausgehen, also von der Mitte zwischen Ihren Brüsten, und von dort etwas nach oben gehen.

Legen Sie nun Ihre beiden Hände übereinander dorthin und machen Sie sich keine Gedanken, ob Sie die Stelle ganz genau getroffen haben. Auch hier gilt: Sie können gar nichts falsch machen. Ob Sie nun zwei Zentimeter oberhalb oder unterhalb, links oder rechts von der tatsächlichen Position Ihrer Thymusdrüse Ihre Hände platzieren – Hauptsache, Sie probieren es aus und sind vielleicht ein bisschen neugierig, wie diese Geste Ihnen helfen könnte.

In der Zeichnung (siehe Seite 48) sehen Sie übrigens, wo *in etwa* die Hände liegen.

3.3 Etwas benennen, das ich gut kann / worin ich gut bin. – Stimmig?

Während Sie die Hände auf die Stelle auf der Brust legen, wiederholen Sie (siehe Kapitel 2) einige Sätze zu dem Thema: „Was ich gut kann" oder „Was ich schon mal geschafft habe".

Beispiel Harry: Er möchte politisch aktiver sein als er es aktuell ist, und er kommt zu mir, weil er so unter der Klimakrise leidet, dass er, wie er sagt, mit der „Letzten Generation" sympathisiert und sich am liebsten an jeden Baum ketten würde. Harry ist Dauerstudent, und seine extrem „öko" eingestellten Eltern erwarteten von Kindesbeinen an „Großes" von ihm, zeigten ihm aber nicht, wie man es erreicht. Sie hielten ihn zu Askese und Verzicht an, hatten wenig Wärme für ihn und so wurde er regelrecht in eine Angststörung und Weltuntergangsgefühle hineingetrieben, wie wir in einigen Stunden feststellen.

Harry legt die Hände zögerlich auf seinen Pullover, findet die Geste „ganz angenehm, wirklich berührend" und meint auf die Frage, was er gut könne: „Ich kann ganz gut mich verantwortlich fühlen." Ich frage ihn, ob sich der Satz stimmig anfühlt. „Naja, ich glaube, ich müsste sagen: Ich habe gelernt, mich für alles und jedes verantwortlich zu fühlen", seufzt er. Stimmig? „Jetzt ja." Was er denn selbst gut könne oder worin er gut sei, frage ich, und er wird ganz traurig. „Ich kann mich gut für andere einsetzen." Stimmig? „Ach ja, stimmig" – das klingt eher niedergeschlagen als froh. Ich schlage vor, nach etwas zu suchen, das wirklich eine Ressource ist, etwas, auf das er stolz sein kann. Er sucht lange, ich muss ihm helfen: „Ich kann ganz gut Bass spielen" – Ja, stimmig, aaaaaber, er sei nicht gut genug, um in einer Band zu spielen.

„Ich habe mein Abitur geschafft." Ja, stimmig, aber sein Studium, das ungeliebte, habe er ja immer noch nicht abgeschlossen. Und so weiter, sodass zur Angststörung diagnostisch noch eine derzeit mittelgradige depressive Episode hinzugefügt werden muss, wie ich nebenher notiere. Ich lasse ihn eine meiner *Ressourcium-Karten*[1] ziehen, und er zieht: „Beschreibe das perfekte Blau." Wir unterhalten uns über Blues und woher der Name komme, dass er auch innerlich weiß, was das ist, und dann erwähne ich, dass man die Zeit zwischen Tag und Nacht ja „blaue Stunde" nennt und frage ihn, ob er je an einem Ort gewesen sei, wo er so ein „perfektes Blau" gesehen habe. Da werden seine Gesichtszüge weicher, er erzählt von einer Tour gemeinsam mit Freunden in die Toskana ans Meer, wie er staunend am Strand saß, nachdem die Sonne untergegangen war, und erst ein, dann zwei, drei – und dann unendlich viele Sterne zu sehen waren, so viele, wie er sie in der Großstadt noch nie gesehen hatte.

Schließlich einigen wir uns auf den Satz: „Ich kann gut meine Sehnsucht hüten nach dem Himmel voller Sterne." Als er das mit „Hand aufs Herz" sagt, richtete er sich auf und seine Augen strahlen. Ja, das ist ganz und gar stimmig. Er zieht eine weitere Karte: „Beschreibe deine Lieblingsblume." „Veilchen", sagt er sofort. Das verblüfft mich: Eine so zarte, dazu auch noch blaue Blume … Dann fällt es mir ein: Kennt er sich vielleicht mit Blumen ganz gut aus? Schließlich studiert er Biologie. „Och ja", kommt es zögernd. Dann schlage ich den Satz vor, den er langsam nachspricht: „Ich liebe Blumen, besonders Veilchen, und kenne mich ganz gut aus mit Blumen." Ja, das kann er nachsprechen und findet das auch stimmig, während seine großen Hände immer noch leicht zitternd auf seinem Brustkorb liegen, wie Vögel, die gern davonfliegen würden …

3.4 Aufrichtig Schwieriges anerkennen, das innerlich „stimmig" ist

Gute Sätze braucht man immer. Sätze, die man sich sagen kann, wenn im Leben alles gerade sehr schwer, fast zu schwer ist. Es gibt einen Satz, der bei vielen Menschen, die zu mir kommen, fast immer geht: „Ich habe schon so viel geschafft …" „… das hier schaffe ich vielleicht auch noch", möchte ich dann hinzufügen und tue es probeweise immer einmal. Ohne „Hand aufs Herz" würde ich die KlientInnen das aber eher nicht wiederholen lassen, denn die Möglichkeit, dass sie merken können, ob der Satz „stimmig" für sie ist, zumindest hier und jetzt, möchte ich mir nicht entgehen lassen.

„Ich habe schon so viel geschafft" ist ein guter Anfangssatz, wenn es darum geht, einige Sätze bestätigend zu wiederholen, die man als eher schmerzhafte Erkenntnisse im Lauf der therapeutischen Arbeit einer Stunde gewonnen hat.

1 erhältlich bei ↗ http://www.kikt-thema.de

Beispiel Heike: Sie hat „Ich kann gut zuhören", „Ich bin ganz gut im Yoga" und „Ich kann gut singen" als positiv stimmige Sätze für sich etabliert. Danach haben wir einige Zeit an ihrer quälenden Beziehung zu ihrer sie ständig entwertenden Mutter gearbeitet, von der sie sich – besonders seit sie pflegebedürftig ist – nicht gut abgrenzen kann. Sie hat geweint und über ihre Hilflosigkeit gesprochen, über ihre finanzielle Abhängigkeit – für die häusliche Pflege der Mutter bekommt sie Geld, und allein von ihrem Gelegenheitsjob könnte sie sich kaum ernähren – und über ihre Ambivalenzen, die Hassliebe zu ihrer Mutter.

Am Ende der Sitzung schlage ich vor, dass wir erst einige der gefundenen Erkenntnisse wiederholen und dann zu den Ressourcensätzen zurückkehren könnten. Zögernd, noch immer den Tränen nahe, stimmt sie zu.

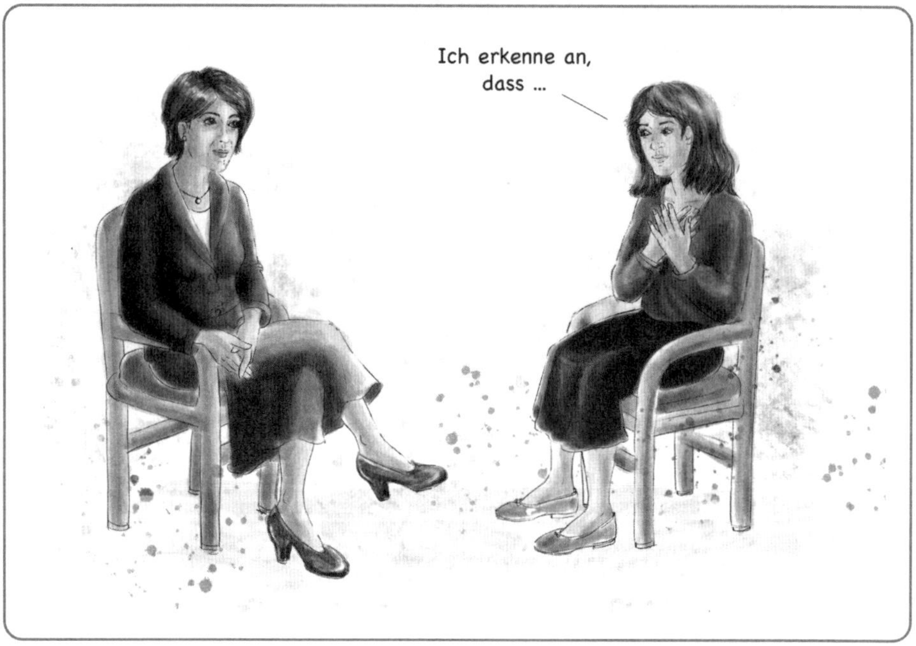

Als Anfangssatz ihrer Erkenntnisse biete ich ihr an: „Ich habe in meinem Leben schon viel geschafft." Den kann sie, noch mit leicht zittriger Stimme, mit „Hand aufs Herz" wiederholen und stimmig finden. Dann schaue ich in meine Aufzeichnungen und schlage einige ihrer Sätze vor, die sie im Lauf der Stunde gesagt hat. Ich bitte sie, diese Sätze zu wiederholen, sie aber immer mit „Ich erkenne an, dass …" zu beginnen:

„Ich erkenne an, dass ich es manchmal schwer finde, meine Mutter zu pflegen.“ Stimmig? „Ja. Ich kann das noch deutlicher sagen“, meint sie, mit dem Blick aus dem Fenster und gleichzeitig nach innen, die Hände über dem Brustbein: „Ich ekle mich manchmal vor ihr, sie ist nie zufrieden, ich möchte das eigentlich nicht mehr machen.“ Hier unterbreche ich sie vorsichtig und schlage vor, den letzten Teil des Satzes noch einmal gesondert auf seine Stimmigkeit hin zu überprüfen, indem sie ihn laut ausspricht. Sie tut es: „Ich möchte das eigentlich nicht mehr machen.“ Das ist etwas anderes als die hilflos, wütend und verzweifelt klingenden Sätze, die sie zuvor geäußert hat. Ist es auch stimmig? Ich frage sie, und sie nickt, wendet den Blick zu mir und sagt, immer noch die Hände auf der Brust: „Aber ich weiß nicht, wie ich da rauskomme.“

Jetzt gehen wir über zu: „Auch wenn ich ..., so kann ich doch ...“ (siehe Kapitel 2), und statt jetzt den Punkt unter dem Schlüsselbein zu reiben, will sie mit Hand aufs Herz weitermachen. Sie kennt die Übung, und deshalb geht es jetzt relativ schnell: „Auch wenn ich noch nicht weiß, wie ich da rauskomme ..., kann ich gut zuhören. Ja, MIR selbst sollte ich auch mal zuhören“, lacht sie. Und macht einfach weiter: „Auch wenn ich noch nicht weiß, wie ich da rauskomme, kann ich gut Yoga. Ja, das hilft mir immer wieder, ausgeglichener zu werden. Und auch wenn ich noch nicht weiß, wie ich da rauskomme, kann ich gut singen. Das hilft mir, wenn ich wütend bin, auch bei meiner Mutter, dann fang ich an zu singen, das ist gut.“ Und was könnte sie vielleicht noch „versuchen“? „O.k., auch wenn ich immer noch nicht weiß, wie ich da rauskomme, so kann ich doch versuchen ..., jemanden zu finden, der mich ablöst.“ Stimmig? „Oh je, jetzt kriege ich Herzklopfen. Aber was ist mit dem Geld?“ Ich souffliere: „Auch wenn ich nicht weiß, wie ich das mit dem Geld hinbekommen soll, könnte ich versuchen...“ – „... jemanden zu finden, der mich ablöst. Doch! Wenigstens hin und wieder. Meine Schwester will immer nicht, aber sie hat schon gesagt, wenn ich nicht mehr kann, gibt sie was dazu, dass ich mal Urlaub machen kann ...“

3.5 Sich mit den Themen bestätigend auseinandersetzen

Wie klingt es denn zu sagen: „Ich erkenne an, dass ich mehr Entlastung brauche und eigentlich da heraus will“? schlage ich vor. Heike wiederholt den Satz, aber in einer Variante, die sie stimmiger findet: „Ich möchte eigentlich ganz da raus. Punkt. Und solange ich nicht ganz rauskomme, suche ich jemanden, sodass ich mal ein paar Wochen Urlaub machen kann. Ja, so stimmt das, jetzt hat sich mein Herz beruhigt und die Stelle unter meinen Händen ist ganz warm.“ Auf meinen Vorschlag fügt sie hinzu: „Und ich bin froh, dass ich gut zuhören, Yoga machen und singen kann, das hilft mir sehr." Das ist stimmig, und sie setzt hinzu: „Besonders das Singen. Ich will wieder in meinen Chor zurück, die haben schon angefragt. Ja, das mache ich, die Zeit gehört mir!"

3.6 Zu einem anerkennenden Schluss kommen

Heike findet relativ schnell ihre Selbstanerkennung. Schwieriger ist es bei Menschen, deren Selbstwertgefühl eher schlecht als recht ist.

Beispiel Harry: Er hat schon Mühe, überhaupt positive Fähigkeiten und Ressourcen für sich zu finden. Seine Ängste, Unsicherheiten und seine Weltuntergangsstimmung sind geradezu überwältigend, und ich verstehe, warum er keine „feste Beziehung" und keine Kinder will, denn er ist zutiefst davon überzeugt: In spätestens 30 Jahren wird die Erde für Menschen unbewohnbar sein. „Mit Kiffen hole ich mich runter, damit ich überhaupt mal schlafen kann", meint er. Der Satz: „Ich habe schon so viel geschafft" stimmte für ihn nicht. Gemeinsam suchen wir deshalb etwas, das er mit „Hand aufs Herz" ausprobieren könnte, und er findet: „Ich bin hier, weil ich für mich etwas ändern will." Vorformen dieses Satzes, etwa „…, weil ich sonst nicht mehr leben kann; …, weil das hier mein letzter Versuch ist; …, weil ich nicht weiß, ob ich etwas ändern kann" überspringe ich hier einmal, will aber zeigen: Es braucht oft viel gute therapeutische Arbeit und Geduld, Sätze zu finden, die ausreichend ermutigend sind und gleichzeitig als „stimmig anerkannt" werden können.

Bei Harry habe ich den Eindruck, dass sein Kummer erst einmal von mir gesehen und anerkannt werden sollte. Deshalb bleibe ich bei den Anerkennungssätzen. Hier eine Folge von Sätzen, die er als stimmig empfindet:

„Ich will mich lebendiger fühlen."

„Ich brauche etwas mehr Hoffnung in meinem Leben."

„Ich will überprüfen, ob die WG mit den Leuten von der letzten Generation für mich wirklich gut ist oder ob ich nicht woanders leben will."

„Am liebsten würde ich irgendwo leben, wo ich die Stille und die Sterne wieder erleben kann."

„Eigentlich will ich oft nur noch weg."

„Ein einfaches Leben auf dem Land wäre besser für mich."

„Mit meinen Händen zu arbeiten, gefällt mir besser als nur zu hirnen" (sein Ausdruck für grübeln, lesen, diskutieren, studieren etc.).

„Stille und Sterne. Das nehme ich mit. Da geht es lang."

Einer Intuition folgend schlage ich vor: „Ich möchte mich frei fühlen wie ein Vogel." Er drehte den Kopf zu mir um, lächelt mich an, ganz liebevoll, wie mir scheint, und meint: „Das haben Sie gemerkt?" Ich nicke und frage: „Möchten Sie …?" Er nickt, legte die Hände auf die Brust, ganz ruhig liegen sie jetzt da: „Ja, ich möchte frei sein wie ein Vogel. Will die Stille und die Sterne suchen. Ja."

Ich brauche nicht mehr zu fragen, ob sich das stimmig anfühlt, es ist zu sehen. Und ich hoffe sehr, dass er das bald – in dieser Welt und in diesem Leben – finden wird.

AUSWERTUNGSBLATT: „Hand-aufs-Herz"-Technik

1. Bei welcher Gelegenheit kamen Sie auf die Idee, die „Hand aufs Herz"-Technik anzuwenden?

   ____

   ____

   ____

2. Berührung erklärt? Stelle gefunden?

   ____

   ____

   ____

3. Welche Ressourcensätze wurden als stimmig empfunden?

   ____

   ____

   ____

4. Welche Sätze, die schwierig anzunehmen waren, wurden anerkannt?

____

____

____

5. Welche selbstbestätigenden und selbstermutigenden Erkenntnisse/Sätze wurden gefunden?

____

____

____

6. Was ist dabei herausgekommen? Arbeitet die KlientIn/PatientIn gern weiter damit?

____

____

____

4. Die Affektketten-Technik

4.1 Ein Körpersymptom verstehen, entstehende Ressourcen würdigen

Ein hartnäckiges Körpersymptom (plus Emotion und / oder Gedanke) wird autobiografisch und transgenerational verstanden. Die dabei bzw. hierdurch entstandenen eigenen Fähigkeiten / Ressourcen werden gewürdigt.

Ärgert Sie ein hartnäckiges, nagendes Körpersymptom, das Sie allmählich mürbe macht? Etwa Migräne, Magenschmerzen, Rückenprobleme oder Zahnweh? – Und Sie haben schon alles probiert, Ärzte finden nichts Akutes, aber es tut immer noch weh? Quälen Sie sich mit Gefühlen herum, die immer wieder auftauchen und Sie lahmlegen, wie Panikattacken, depressive Einbrüche, lähmende Verzweiflung oder unkontrollierbare Wut? Ich weiß nicht, was Ihnen Ihr Apotheker empfiehlt. Ich empfehle: Suchen Sie sich jemand Vertrauenswürdigen, der oder die mit Ihnen nach einer Weile der gemeinsamen Einarbeitung die *Affektkette* durchführt.

Die Affektkette ist eine Arbeitstechnik, die viel Vorbereitung erfordert und viel Erfahrung voraussetzt. Sie sollte daher nur von psychotherapeutisch versierten KollegInnen angewandt werden, vor allem deshalb, weil sie auch eine Prozesstechnik ist. D. h., die Affektkette bietet die Möglichkeit, implizites (vorläufiges) Gedächtnismaterial ins explizite (autobiografische) Gedächtnis einzusortieren und daraus sinnhafte Schlüsse zu ziehen. Das geschicht mithilfe einer Timeline. Solche Legetechniken, die an der Lebenslinie entlang Symbole aufreihen, ermöglichen sehr gute und nachhaltige Erkenntnisse für die psychotherapeutische Arbeit (Bebbington & Conrod 2013, Brown 2011, Guba & Lasky 2011).

Mithilfe der von mir entwickelten Timeline Technik der Affektkette wird ein Affekt, also ein psychophysiologischer Zustand (den der Mensch körperlich und / oder emotional wahrnimmt), welcher unangenehm, hartnäckig und unveränderbar erscheint, in seiner autobiografischen und transgenerationalen Entstehungsgeschichte Schritt fur Schritt durchgegangen. Man beginnt von hinten – also heute – und bewegt sich in der Lebenslinie nach vorn. Am Ende, wenn es ums Verstehen geht, bewegt man sich von vorn (vorherige Generation/en und eigene Kindheit) nach hinten (heute).

Um diesen Prozess auch für vielfältig belastete Menschen verdaubar zu halten, wird pro Situation, in der dieser Affekt auftrat, mithilfe der Bildschirmtechnik (siehe Seite 67) jeweils nur ein Standbild „eingefroren" und gezielt mental und imaginativ abgespeichert. Danach wird jeweils ein Symbol für „den Inbegriff" des am meisten affektgeladenen Moments in dieser Situation auf eine Lebenslinie gelegt; das kann ein Wollfaden oder Seil sein, den / das man vorher auf dem Boden als Linie ausgelegt hat. Zusätzlich werden Ressourcen, die gerade dann entstanden sind, als es so schwierig war, besonders gewürdigt und mit eigenen, positiven Symbolen auf der Lebenslinie versehen.

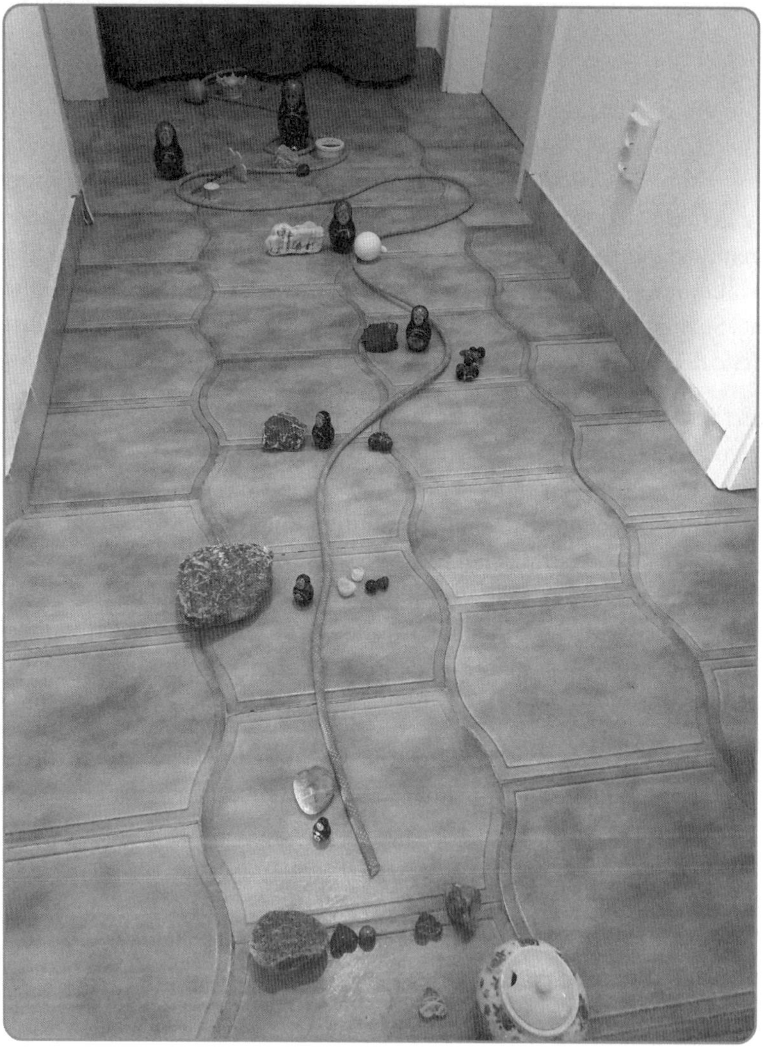

Fragen nach demselben Affekt bei Eltern und Großeltern helfen, den transgenerationalen Aspekt des Themas zu verstehen. Am Ende werden alle auf der gesamten Lebenslinie (von „früher" bis „heute") ausgelegten Symbole für einige Sekunden in die Hand genommen und – auch verbal – gewürdigt. Die Belastungssymbole werden nach und nach beiseite getan, die Ressourcensymbole wieder an die Lebenslinie gelegt, und am Ende wird vielleicht ein Ressourcensymbol gewählt, das in der Folgezeit besonders gewürdigt werden soll.

Was ist eine Affektbrücke?

In der Affektketten-Technik nutzen wir ein Phänomen, das unter dem Namen „Affektbrücke" bekannt ist. Was bedeutet das? Psychophysiologische Bestandteile von Erinnerungen neigen dazu, weitere (bildliche, akustische, olfaktorische etc.) Erinnerungsfragmente zu „triggern", also ins Bewusstsein zu holen, und so werden diese Situationen in ihren körperlich und emotional belastenden Momenten deutlicher.

Beispiel: Jemand möchte verstehen, warum er so häufig erkältet ist. Hier würden das Körpergefühl und die mit „Erkältet-Sein" verbundenen Emotionen (z. B. sich einsam fühlen) Schritt für Schritt in ihrer lebensgeschichtlichen Entstehung von hinten (also „heute") nach vorn („früher") untersucht. Dabei wird das visuelle Erinnerungsvermögen „angezapft": „Wann war ich erkältet – vor einigen Wochen, einigen Monaten, in den letzten Jahren, Jahrzehnten, als Jugendliche, als Kind, ggf. als Säugling im Mutterleib … – und hatte also dieses charakteristische Körpergefühl in Verbindung mit einem Gefühl von Einsamkeit?"

Eine Affektbrücke kann hilfreich sein. Sie kann Menschen aber auch überfordern und zu sogenannten Flashbacks führen, die, je mehr Situationen getriggert werden und je schlimmer diese waren, umso belastender sein können. Eine Überflutung mit schrecklichen Erinnerungsmomenten soll aber vermieden, stattdessen ein gezieltes und verdaubares Verarbeiten ermöglicht werden. Den Unterschied zwischen Flashback, also aufgezwungenem traumatischem Material, und einer soliden Prozessarbeit habe ich in den beiden folgenden Grafiken zusammengefasst:

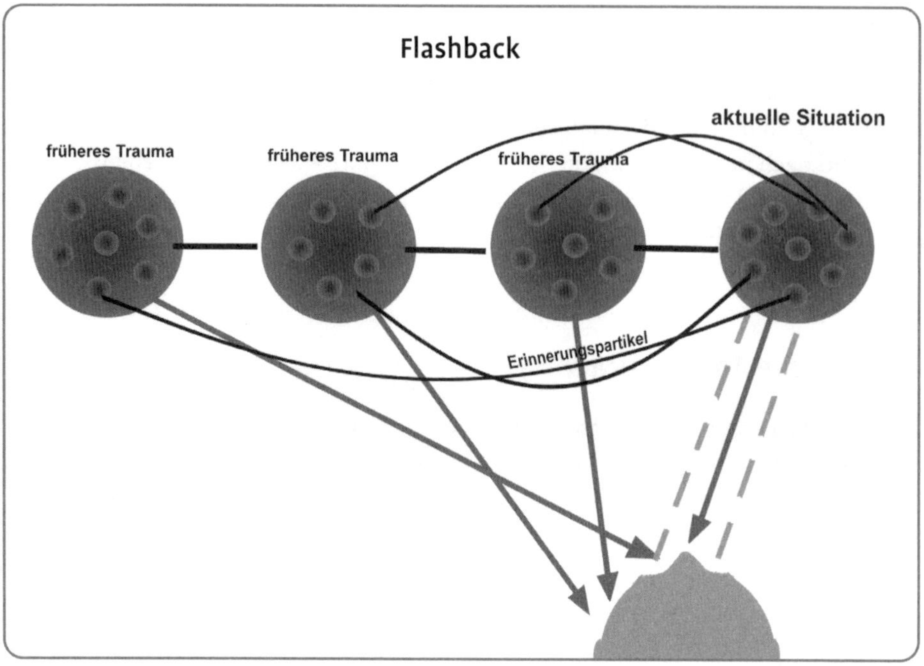
Flashback
aktuelle Situation
früheres Trauma
früheres Trauma
früheres Trauma
Erinnerungspartikel

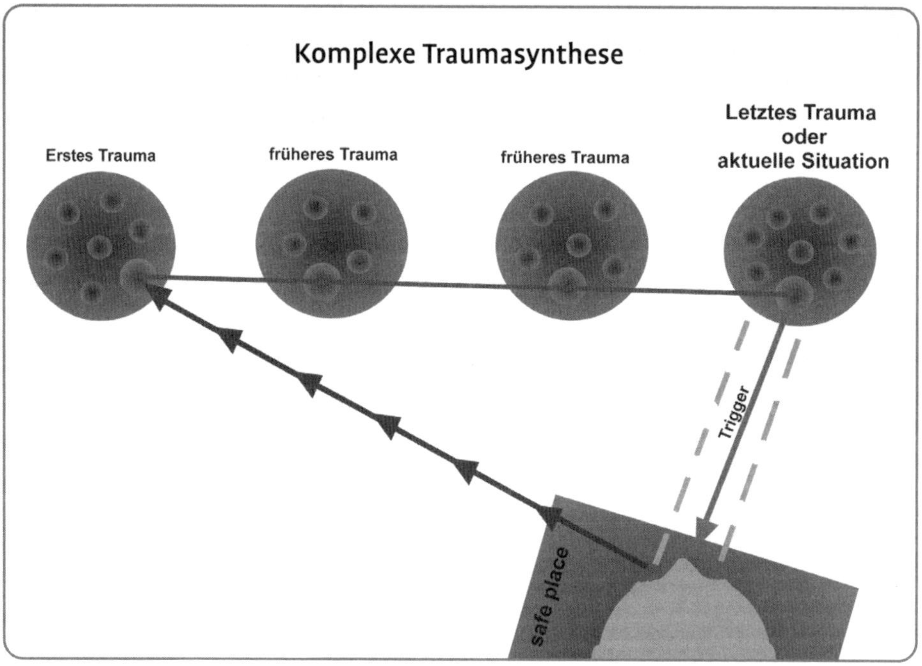
Komplexe Traumasynthese
Letztes Trauma
oder
aktuelle Situation
Erstes Trauma
früheres Trauma
früheres Trauma
Trigger
safe place

Im zweiten Fall, also bei einer soliden Prozessarbeit, wird der Mensch sich an einem sicheren Ort befinden und auch innerlich alles Verletzliche gut geschützt haben, und es wird gezielt EIN Affekt über verschiedene Situationen hinweg bearbeitet. Die Affektketten-Technik eignet sich also auch als Technik für eine komplexe Traumasynthese. Sie kann aber auch bei weniger belastenden Affekten, die kein Trauma, sondern einfach eine stets wiederholte körperliche und/oder seelische Belastung darstellen, Anwendung finden, wie ich am Beispiel der wiederholten Erkältungen deutlich machen wollte.

4.2 Was könnte ein Anlass sein, mit der Affektkette zu arbeiten?

Meist will eine Patientin oder ein Patient bzw. eine Klientin oder ein Klient (im Folgenden schreibe ich KlientIn) etwas „loswerden" und weiß: Das Lästige oder Quälende ist schon lange da und macht sich wiederholt bemerkbar.

Beispiel Edith: „Ich habe schon wieder einen Hexenschuss. Ich bin so wütend. Der hindert mich an allem, was ich machen will: Arbeit, Sport … Und nachts kann ich kaum schlafen. Ich quäle mich schon länger damit rum, immer wieder mal. War bei allen Ärzten, hab mich einrenken und massieren lassen, aber nichts hilft. Alle sagen, ich soll weniger Stress haben, aber das ist wirklich leichter gesagt als getan. Und neulich hatte ich das auch mitten im Urlaub …"

Beispiel Thomas: „Es ist mir schrecklich peinlich, aber immer, wenn mich etwas schockt oder erschreckt oder wenn etwas ganz furchtbar ist, fange ich an zu lachen. Ich bekomme regelrecht einen Lachkrampf. Aber das ist nicht lustig, das passiert mir auch bei traurigen Anlässen. Ich kann nichts machen, ich muss lachen und lachen, bis mir die Tränen kommen. In manchen Situationen geht es, aber manchmal fühlen sich Leute abgestoßen oder verarscht. Neulich auf der Beerdigung meiner Patentante … Ganz schrecklich, ich musste weglaufen!"

Beispiel Corinna: „Wenn ich voller Freude und Begeisterung bin und ich stoße dann auf Widerstand, bricht innerlich immer etwas in mir zusammen. Ich traue mich kaum noch, am Arbeitsplatz neue Ideen einzubringen. Grad neulich hat mich ein Kollege wieder geblockt, obwohl andere Teammitglieder meine Idee gut fanden. Dann könnte ich heulen und fühle mich so elend, dass ich am liebsten kündigen würde. Aber ich weiß, dass ich eigentlich gute Arbeit leiste und die Kolleginnen und Kollegen mich auch mögen."

Beispiel Tim: „Mein Körper ist nicht richtig, ich hasse ihn. In mir gibt es viele Stimmen dazu, weibliche, männliche und auch Kinderstimmen. Meine Freunde wollen, dass ich den Trans-Weg gehe. Aber ich weiß nicht. Ich würde mir am liebsten die Brüste abschneiden, aber ansonsten bin ich sehr unsicher, was ich machen soll."

Mit allen habe ich zuerst die Kaskadentechnik (s. Kapitel 1) angewandt, und das ist, was kurz zusammengefasst herauskam:

Beispiel Edith: „Lieber den Hexenschuss als total zusammenbrechen, gar nicht mehr können. Dann kann ich mir gleich die Kugel geben." Wie lange denkt und fühlt sie das schon so? „Ich glaube, seit ich 15 bin. Vorher hatte ich Asthma. Ja stimmt, vorher hatte ich Asthma! Das ist ja interessant!" – War das vielleicht das Einzige oder das Beste, das sie entwickeln konnte? „Ja, das hat die Aufmerksamkeit auf mich gerichtet, ich bin sonst in der Familie untergegangen." Ist es an der Zeit, es jetzt zu verändern? „Ja, unbedingt."

Beispiel Thomas: „Lieber hysterisch lachen als …, ja was? Weinen? Verzweifelt sein? Einen Herzkasper kriegen? Könnte sein. – Wie lange das schon in mir ist? Ich glaube, immer schon. Ich weiß nicht genau, wann das angefangen hat, aber ja, ich denke, es muss irgendwann einfach umgekippt sein, vom Schock in dieses unkontrollierte Lachen. Ein paar Situationen erinnere ich, aber wann genau das erste Mal war? Keine Ahnung." Ist es Zeit, es zu verändern? „Wenn ich nur könnte – ja liebend gern!"

Beispiel Corinna: „Lieber bei Widerstand innerlich kollabieren, als … mich wehren? Um mich schlagen? Alles in Klump hauen? Verbrannte Erde hinterlassen? Einsam sterben?" Seit wann ist das so? „Gefühlt schon immer, aber ich weiß nicht … Heute verändern? Ja, ich will mich endlich frei fühlen, das zu sagen, was ich sagen will. Ganz ruhig bei mir zu bleiben, das wäre schön. Und das Gefühl, innerlich eine Art Kurzschluss zu kriegen und dann ganz gelähmt zu sein, das hindert mich daran, das soll weg!"

Beispiel Tim: „Lieber meine Brüste loswerden, als … mich als blödes Mädchen, schwache Frau zu fühlen. Immer angestarrt werden, widerlich. Immer dieses Mimimi da innen. Ich will diese Scheiße nicht, ich bin nicht so, so … schwach." – „Und was wäre, wenn du dich schwach fühlen würdest?" – „Scheiße. So kann man gar nicht leben." – „Wie lange denkst du schon so?" – „Als Kind schon." – „Kann es sein, dass das damals das Einzige oder Beste war, das dir übrig blieb?" – „Oh, oh, ja genau. Ich wollte unbedingt ein Junge sein, und ich hatte immer das Lied im Kopf: ‚Ich möchte ein Eisbär sein am kalten Polar …'. Ja, nichts fühlen, vor allem kein Mädchen sein." – „Meinst du, es wäre Zeit, das für dich zu klären und deine Unsicherheit loszuwerden?" – „Die einfache Lösung ist Brüste ab, Penis dran. So! Einfach einen Cut machen. Aber ja, ich will sowieso mich nicht so unsicher fühlen, wer ich eigentlich bin …"

4.3 Vorbereitungen für die Durchführung der Affektkette

Es gibt eine Reihe von Voraussetzungen, die erfüllt sein müssen, um die Affektkette überhaupt in Betracht zu ziehen. Im Folgenden möchte ich sie ausführen und mit Beispielen belegen.

Voraussetzungen für den Einsatz der Affektkette

a) Keine derzeitigen Traumatisierungen und existenziellen Krisen. Sonst kann die Arbeit zu anstrengend sein.
b) Eine tragfähige therapeutische Arbeitsbeziehung, denn es wird Momente geben, in denen es wichtig sein könnte, dass die TherapeutIn hilfreich eingreift, und das sollte die KlientIn zulassen können.
c) Die KlientIn ist strukturiert genug, um …
   - etwas Verletzliches innerlich in Sicherheit zu bringen (Erklärung, siehe Seite 61).
   - sich von selbst und auf Aufforderung zu reorientieren. Möglich sein sollten: „Können Sie mich gerade mal anschauen?" – „Während wir hier zusammen in Sicherheit sind und darüber sprechen, können Sie das da wahrnehmen?" Es ist deshalb wichtig, die Screen- und die Containment-Technik schon geübt zu haben (siehe Seite 67 ff.).
d) Der Täterkontakt ist ausreichend unter Kontrolle und möglichst beendet. Das betrifft die KlientInnen, die ihre Geschichte mit ihren Eltern, Partnern oder anderen Menschen anschauen wollen, die ihnen Schlimmes angetan haben. Da man bei der Affektkette meistens bis in die Kindheit und in die vorherigen Generationen zurückschaut, ist die Art des (häufig noch bestehenden) Kontakts zu diesen Menschen immer genau zu beachten, damit es nicht zu Re- oder erneuten Traumatisierungen kommt.
e) Kein Anteil im Innern arbeitet mehr aktiv dagegen. Wenn nämlich etwas im Innern dafür sorgt, dass es kein genaueres Hinsehen geben darf, dann wird auch eine mögliche Veränderung blockiert. Deshalb ist es besonders wichtig, die Kaskadentechnik vorher durchzuführen, denn bereits die Frage: „Lieber so weitermachen, sonst …" bringt zutage, welche schlimmeren Gefühle oder Ereignisse mit

dem Symptom verhindert werden sollen und was im Inneren darauf hinwirkt, das wackelige Gleichgewicht lieber nicht infrage zu stellen. Wenn am Ende der Kaskade gefragt wird: „Ist es jetzt an der Zeit, es zu verändern, oder müssen Sie vorher noch etwas anderes lernen, überprüfen, verändern …?", wird deutlich, ob ausreichende Motivation vorhanden ist, um die Affektkette durchzuführen.

Auch hierzu einige Beispiele:

a) Keine derzeitigen Traumatisierungen und existenziellen Krisen

Beispiel Corinna: Sie soll schauen, ob die Krise mit ihrem Kollegen so schlimm ist, dass die zuerst geklärt werden muss. Daher stelle ich ihr die „Prozent-Frage": Wenn sie auf Widerstand stößt – wie viel Prozent dieses inneren Kollabierens gehen auf das „Konto" der aktuellen Situation mit dem Kollegen „von heute", und wie viel Prozent dieses Kollapsgefühls kommen „von früher"? Sie überlegt lange und meint dann: „Realistischerweise 20 bis 30 Prozent von heute, der Rest kommt von früher." – „Wäre es in Ordnung, wenn wir uns jetzt auf die 70 bis 80 Prozent ‚von früher' konzentrieren, oder sollten wir zuerst unser Augenmerk auf den aktuellen Konflikt legen?", frage ich. „Hm, zuerst angucken, wo es herkommt. Ich glaube, dann kann ich den aktuellen Konflikt besser lösen."

b) Eine tragfähige therapeutische Beziehung

Beispiel Tim: Wir haben länger miteinander gerungen, denn ich will nicht – und das habe ich ihr / ihm auch gesagt –, dass sie / er den Trans-Weg geht, in Richtung einer chemischen und chirurgischen „Angleichung", so, wie es ihre Trans-Freunde ihr vorschlagen. Hinter dem Identitätskonflikt scheint mir deutlich eine dissoziative Thematik zu liegen: männlich = per Definition kühl und stark; weiblich = schwach und auch heute als Frau angreifbar.

Zuerst will ich mit Tim die innere Welt erkunden, all die unterschiedlichen Stimmen hören und mit ihr zusammen verstehen, wie ihre Identitätsthematik entstanden ist. Äußerlich ist Tim eine rundliche junge Frau mit großem Busen; eine Genuntersuchung ergab keine Spur von Intersexualität. Mir ist deshalb wichtig, ihr Thema von innen heraus zu verstehen. Und ich sage ihr: Sollte sie den chemisch-chirurgischen Weg einschlagen, könne ich als Therapeutin diesen Weg nicht weiter mitgehen. In den folgenden Stunden kommen unterschiedliche innere Stimmen „nach vorn", manche beschimpfen mich, manche flehen mich an, bei meiner Haltung zu bleiben, da sie sich von den „radikalen Transen" im Innern bedroht fühlen. Schließlich kann Tim sich in ihrem Alltagsbewusstsein darauf einlassen, sich innerlich als „sowohl – als auch“ wahrzunehmen. Sie ist dann bereit und neugierig – wenn auch mit etwas Bangen wegen dem, was da zutage treten könnte –, das Abenteuer der Affektkette mit mir zu wagen. „Ist schon klar, Sie mögen uns alle“, entschlüpft es ihr in einer Stunde. Und da sie selbst sich als „Viele“ betrachtet – auch wenn sie das in anderen Zuständen immer wieder in Zweifel zieht –, können wir „mit allen Seiten gemeinsam“ die Affektkette planen.

c) Etwas Verletzliches innerlich in Sicherheit bringen (1) ...

Beispiel Thomas: „Wenn wir das ‚hysterische Lachen‘, wie Sie es genannte haben, genauer anschauen – gibt es etwas in Ihrem Innern, das Sie schützen möchten?“ – Thomas überlegt und meint dann: „Die Reaktion, wenn die anderen feindselig gucken und mich verurteilen, da krümelt immer etwas in mir weg. Können wir das schützen?“ Wie denken eine Weile darüber nach. Das „Zerkrümelgefühl“ selbst fühlt sich zu „bröselig“ an, um es schützen zu können. Aber ein Schutzschild gegen feindselige Blicke und ein „Ohren-Durchzug“, wann immer Leute etwas Verurteilendes sagen – in die Richtung etwas zu haben, wäre schon gut, weil es auch das „Zerkrümelgefühl“ beschützen könnte.

Ich schlage deshalb eine Übung von Phyllis Chrystal in abgewandelter Form vor: Thomas soll sich in einem Lichtkegel wahrnehmen und sich vorstellen, dass es einen neonblauen Lichtstrahl gibt, der außen um seinen Lichtkegel herumsaust und alles abfängt, das nicht zu ihm gelangen soll, also z. B. alles aggressiv von außen Kommende. Diese Übung macht Thomas fast jeden Abend, und er schläft dadurch besser und ist dann bereit, die Affektkette zu machen.

... und Reorientierung (2)

Beispiel Edith: Ich erkläre ihr, dass ihre Hexenschussschmerzen bei der Affektkette möglicherweise zwischendurch schlimmer werden, denn manchmal reagiert das Körpersymptom stärker, manchmal wird es unterwegs schwächer. Dass das Symptom reagiere, sei aber prinzipiell ein sehr gutes Zeichen, denn wir würden es ja als Maßstab für die notwendige innere Klärung nehmen. Wenn sie aber das Gefühl hat, dass wir aus der Übung aussteigen sollten, etwa weil ihr Rücken zu stark schmerzt, soll sie mir das signalisieren. „Und wie?“ – „Wie reagiert ihr Körper denn, wenn der Hexenschuss stärker wird?“, frage ich. Sie zeigt mir, wie sich ihr Körper dann nach und nach zusammenkrümmt, was damit anfängt, dass sie die Schultern hochzieht. Also machen wir Folgendes aus: Sollte sie oder sollte ich bemerken, dass sie die Schultern hochzieht, werde sie oder ich innehalten. Wir besprechen dann, ob wir die Arbeit an der Stelle unterbrechen und sie sich gut in Raum und Zeit orientiert, vielleicht, indem wir beide aufstehen, das Fenster öffnen oder sie einen Schluck Wasser trinkt. Wäre das in Ordnung für sie? – Wir probieren es aus. Und als sie dann die Schultern hochzieht, schaut sie mich kurz an und wir besprechen, dass wir jetzt Pause machen. Ich reiche ihr ein Glas Wasser, sie trinkt einen Schluck, steht auf, wir gehen zum Fenster, öffnen es, schauen hinaus, atmen … Erst dann setzen wir uns wieder hin. Gut so? „Ja, das ist gut, das fühlt sich sicherer an", meint sie.

d) Täterkontakt ausreichend unter Kontrolle bringen und möglichst beenden

Beispiel Thomas: Er befindet sich gerade in einer schwierigen Partnerschaft mit einer Frau, die in derselben Firma arbeitet und die Nachbarabteilung leitet. Bereits recht früh in ihrer Beziehung habe sie damit begonnen, ihn immer wieder verächtlich zu behandeln, besonders dann, wenn er in Schock- oder anderen Betroffenheitsmomenten seinen „Lachkrampf" bekam. Er stellt sich in dieser Beziehung als der Underdog dar. Dennoch bewundert er sie, sie sei für ihn „eine große Nummer, meine Traumfrau" und möchte deshalb an der Beziehung festhalten. Er berichtet aber auch, sie ziehe oft die Augenbrauen hoch, weil er nicht so … erfolgreich, gutaussehend, groß, stark, männlich, finanziell gut gestellt, aus bester Familie stammend … ist, und sein Symptom hat sich während dieser Beziehung eher verschlimmert als verbessert. Daher schlage ich zunächst ein Paargespräch vor, sage ihm aber klar, dass ich an seiner Seite bleibe und nicht neutral sein werde (selbstunsichere Klienten fühlen sich sonst von der TherapeutIn „verlassen" oder gar „verraten", wenn diese zu verständnisvoll auf die PartnerIn reagiert). Er ist einverstanden.

Als seine Partnerin in der nächsten Stunde mitkommt – sie ist fast einen Kopf größer als er und trägt zudem hochhackige Schuhe –, setzt sie sich allein in eine Sofaecke und schaut so „von oben herab", dass ich mir erst einmal enorme Mühe geben muss, sie nicht weiter zu verunsichern, da sie offenbar diese Entfernung als ihren Sicherheitscordon braucht. Sie gibt zu verstehen, sie habe schließlich 40 Leute unter sich und finde es „superpeinlich", wenn er seinen „Tic" bekommt. Ob es keine Medikamente dagegen gäbe. Medikamente gäbe es gegen alles, sage ich, aber meine Einstellung sei: Bevor wir etwas „wegmachen", schauen wir erst einmal, wofür es „da" ist, und wie es entstanden ist, denn daraus ergebe sich häufig schon ein Weg zur Veränderung. „Wie lange dauert das denn noch?", fragt sie – und zieht die Augenbraue hoch. Obwohl ich freundlich versuche, auf ihre Situation einzugehen, bleibt sie leider während des ganzen Gesprächs so ostentativ desinteressiert und distanziert, dass ich Thomas' Verzweiflung verstehen kann. Er beteuert, dass er tut, was er nur kann, ja auch in Therapie gegangen ist. Ohne dass es ausgesprochen wird, liegt das Wort „Schlappschwanz" in der Luft zwischen ihr und ihm. Was sie miteinander verbinde, frage ich sie. – Das wisse Sie auch immer weniger, kommt als Antwort. Ich frage sie, ob sie auch schon einmal eine Psychotherapie gemacht habe, und sie runzelt die Stirn und schaut mich fast so verächtlich an wie ihn: Das habe sie nicht nötig. Am Ende verabschiedet sie sich kühl.

Thomas bleibt noch, vergräbt das Gesicht in den Händen und sagt: „Habe ich alles falsch gemacht?" – „Das schauen wir uns gern zusammen an, ob es etwas gibt, das Sie hätten anders machen können – oder in Zukunft anders machen könnten", schlage ich vor. Zwei Monate später sind die beiden getrennt, „in gegenseitigem Einvernehmen". Danach entwickelt sich Thomas merklich. Er geht wieder ins Fitnessstudio, trifft sich wieder mit seinem besten Freund, wechselt den Job – und eines Tages besprechen wir: In der nächsten Stunde könnten wir die Affektkette beginnen.

e) Kein Anteil im Inneren arbeitet mehr aktiv dagegen

Beispiel Tim: Er / sie hat noch Kontakt zu den Eltern und deutet an, als Mädchen möglicherweise sexuelle Gewalt erlebt zu haben. „Von einem Elternteil?" Sie ist sich nicht sicher. Wann sieht sie die Eltern wieder? „Erst zu Weihnachten." Das ist vier Monate hin. „Sind Sie finanziell abhängig von Ihren Eltern?" – „Nein. Sie geben mir zwar ab und zu etwas Geld, aber ich komme auch ohne aus." – „Dürfen wir denn in die Vergangenheit schauen, auch möglicherweise dorthin, wo dem Mädchen, das Sie waren (Tim verzieht das Gesicht), etwas passiert ist? Dürfen wir das, obwohl ‚man' noch Kontakt zu den Eltern hat?" In den nächsten Monaten moderiere ich immer wieder die Diskussion, welche Selbstzustände da innen sich den Eltern verpflichtet fühlen, welche vielleicht etwas dagegen haben, dass wir uns dem Thema „Ich hasse meinen weiblichen Körper" widmen … Dann entschließt sich Tim zu einer Handy und WhatsApp-Pause mit ihrer Familie und wechselt deshalb die SIM-Karte – mit Ach und Krach und trotz einiger innerer Meutereien. Sie ist einfach zu neugierig auf die Affektketten-Arbeit, und ein halbes Jahr nach dem nächsten Weihnachten – sie besucht noch einmal ihre Familie, aber übernachtet nicht dort – können wir tatsächlich starten.

Darf es denn jetzt „weggehen"?

Häufig enthalten die lästigen Symptome, die jemand „weghaben" will, Informationen, die es lohnt, genauer anzuschauen. Sie erzählen Geschichten, die im Leben der Betreffenden möglicherweise sehr wichtig sind.

Beispiel Julia: Sie will keine unkontrollierten Essattacken mehr haben. Mit der Kaskadentechnik (siehe Kapitel 1) kommen wir zu: „Lieber ganz viel ganz schnell in sich reinschlingen, sonst …" Zu ihrer Verblüffung rutscht ihr heraus: „… sonst gibt es gar nichts mehr zu essen." Seit wann denkt sie so? „Ich glaube, immer schon, aber ich weiß es nicht." Zeit es zu verändern? „Ja, aber ich will tatsächlich gern Näheres darüber wissen. Kann man vielleicht mithilfe der Affektketten-Technik so weit zurück„fühlen", dass ich merken kann, ob ich das schon als Baby oder sogar im Mutterleib hatte? Und ich ahne, dass es Themen sind, die auch meine Mutter hatte, und meine Großmutter sowieso. Sie hat im Krieg gehungert, die war danach richtig gierig nach Fleisch und Schinken, hat immer viel davon bei uns gegessen und regelrecht verschlungen. Ja, vielleicht habe ich auch das, was man ein transgenerationales Trauma nennt, zumindest AUCH?"

Diskussion auf der „inneren Bühne": Darf es sich jetzt wirklich ändern?

Um bei Julia zu bleiben: In ihrem Alltagsbewusstsein will sie unbedingt mit den von ihr „Fressanfälle" genannten Attacken aufhören. Als ich sage: „Wenn es einfach wäre, hätten Sie es längst geändert, es muss also etwas geben, das Ihr Verhalten aufrechterhält, also mindestens zwei Seelen in Ihrer Brust – oder"? wird sie nachdenklich. „Naja, ich mache das, weil ich jedes Mal irgendwie denke, ich müsste sonst hungern, sogar verhungern. Das ist natürlich Quatsch, das weiß ich ja, aber wie kriege ich diesen Druck weg?" Und natürlich, so fügt sie hinzu, sei dieser Druck unter Stress schlimmer.

Wir überlegen deshalb, was geschehen muss, um zum einen ihr Stressempfinden zu verändern. Hier vereinbaren wir einige Achtsamkeitsübungen und schauen, wo sich ihre Stressspitzen mindern lassen. Zum Beispiel vergisst sie tagsüber oft zu essen – sie nennt das „Intervall-Fasten" – und holt dann alles in einem spätabendlichen „Fressanfall" nach. Wir vereinbaren deshalb, dass sie sich über eine Handy-App alle vier bis fünf Stunden erinnern lässt. Dann leuchtet der Satz auf: „Bitte jetzt etwas essen." Zum anderen hat sie das Gefühl, dass besonders ein kindlicher Innenanteil nach Süßem giert; er fühle sich „ungetröstet. Gemeinsam hören wir dieser kleinen inneren Stimme zu, und es tauchten Szenen aus der Kinderzeit auf, in denen Julia sich einsam, verzweifelt, verlassen fühlte und sich mit Zuckerzeug tröstete, das sie entweder von ihrem Taschengeld kaufte oder aus dem Wohnzimmerschrank stibitzte.

„Einige dieser Szenen werden bestimmt in der Affektkette auftauchen", ahnt Julia. Doch jetzt ist es wichtig, der kleinen Julia erst einmal einen geborgenen inneren Ort zu schaffen (s. meine beiden Übungsbücher *Der innere Garten* [2005] und *Der geborgene Ort* [2013]). Die erwachsene Julia entwickelt dazu eine Szene, dass die kleine Julia erst einmal von einer liebevollen „Ersatz-Mama" aus dem „kalten Bett im kalten Kinderzimmer" herausgeholt und in eine märchenhaft geborgene, kinderbuchähnliche Szene hineingebracht wird: ein warmer Kaminofen, Katze und Hund auf Decken, die das Kind streicheln darf, ein Becher Kakao und eine ganz liebe warme Mama zum Kuscheln ... Die Alltags-Julia kann die Kleine dort zurücklassen und in der Folgezeit sind ihre Essattacken schon nicht mehr ganz so häufig und auch nicht mehr so drängend. Der Affektkette ist sie damit einen Schritt nähergekommen.

Zu den meist zahlreichen Vorbereitungen für die Affektketten-Arbeit gehört also auch, das Innenleben zu befragen, ob sich jetzt wirklich etwas ändern darf. Dazu gehört auch, sichere und geborgene innere Orte zu schaffen sowie Anteile, die noch „wie in schlimmen Situationen gefangen sind" von dort imaginär herauszuführen und in Sicherheit zu bringen. Und es gehören Verhandlungen mit Innenanteilen dazu, die am Symptom hängen oder meinen, der eigenen Person geschehe es gerade recht, darunter zu leiden. Sie sehen also: Es gibt einiges zu besprechen, bevor man mit der Affektkette starten kann.

Die „Prozentfrage"

Häufig gilt es, Menschen mit Sprachbildern, Geschichten und Metaphern dafür zu motivieren, sich ihre Lebensgeschichte anzuschauen, besonders, wenn es um ein unangenehmes Körpergefühl bzw. eine Emotion geht, die man so nicht mehr haben will. So ist es auch bei Jan, dessen Geschichte wir uns im Folgenden genauer anschauen wollen. Um ihn zu schützen, werden übrigens etliche Details wie etwa Name und Aussehen im Text und in den Grafiken etwas verfremdet wiedergegeben.

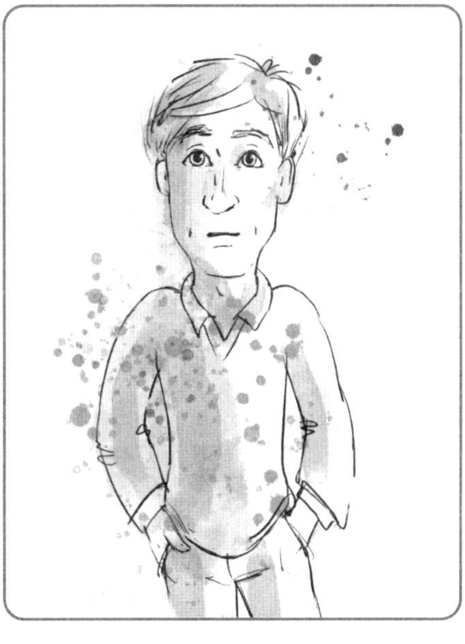

Beispiel Jan: Wann immer er sich ekelt, bekommt Jan buchstäblich Ausschlag, und er will das nicht mehr haben. Ich bitte ihn, sein Unbewusstes mithilfe der Kaskadentechnik befragen zu dürfen, weshalb der Ausschlag vielleicht nötig sei, und er willigt ein. Ich frage also in sein Körperempfinden hinein: „Lieber weiter Ausschlag produzieren, wenn Jan sich ekelt – sonst ...?" Und es kommt die Antwort: „Sonst nimmt der das nicht ernst, dass das eklig ist." Beim Weiterfragen ergibt sich, dass Jan – er hat auch Anflüge einer Zwangsstörung, er muss sich häufig duschen, entsorgt sofort alle abgelaufenen Lebensmittel usw. – insgeheim befürchtet, er könne an etwas Ekligem sterben. Dann sei ja deutlich, dass der Ausschlag eine wichtige Funktion habe, meine ich, und Jan nickt, immer noch verdutzt, was da an Erkenntnis aus ihm herausgekommen ist. Dann frage ich sein Körpergefühl: „Wie lange geht das schon so? Lieber Ausschlag produzieren, sonst ist am Ende etwas Ekliges so schrecklich, dass man daran sterben könnte …?" Da erblasst Jan und seine Stimme wird leise und stockend: „Der erste Ausschlag war am Mund, als … als dieser … dieser … Schwimmtrainer …" Er bricht ab und sackt in sich zusammen. Es ist ihm plötzlich wieder eingefallen, dass sein Schwimmtrainer ihn zu Fellatio gezwungen hat, als er elf war. Einmal oder öfter? „Öfter, bis ich mit 15 aufhörte zu schwimmen", flüstert Jan. Da ich sehe, wie ihm diese Erkenntnis zusetzt, führe ich ihn behutsam weg von den inneren Bildern zurück ins Nachdenken: „Kann es sein, Jan, dass damals der Ausschlag das einzige oder Beste war, das Ihnen übrigblieb?" – „Ja, eigentlich war es ein Alarmzeichen, hätte es sein sollen. Ich selbst konnte nicht darüber reden. Aber es hat mich niemand darauf angesprochen. Es hat keiner gemerkt." – Ich bleibe eine Weile mitfühlend bei ihm sitzen und reiche ihm ein paar Taschentücher. Nachdem er sich die Nase geputzt und sich wieder aufgerichtet hat, frage ich:

„Wenn Sie sich heute ekeln – und Sie sagen ja, Sie haben seit der Kindheit oft so einen Ekelausschlag bekommen: Wieviel Prozent von dem Ekel ist dann von heute und wie viel von früher?" Jan überlegt nur kurz: „Vielleicht zehn Prozent von heute. Der Rest von früher." – „90 Prozent also von früher. Dann ist es ja so, Jan, als ob Sie jedes Mal, wenn Sie heute vor Ekel Ausschlag bekommen, eine unsichtbare Kette am Fuß hätten und am Fuß eine große Kugel aus Beton, auf der steht: 90 Prozent.

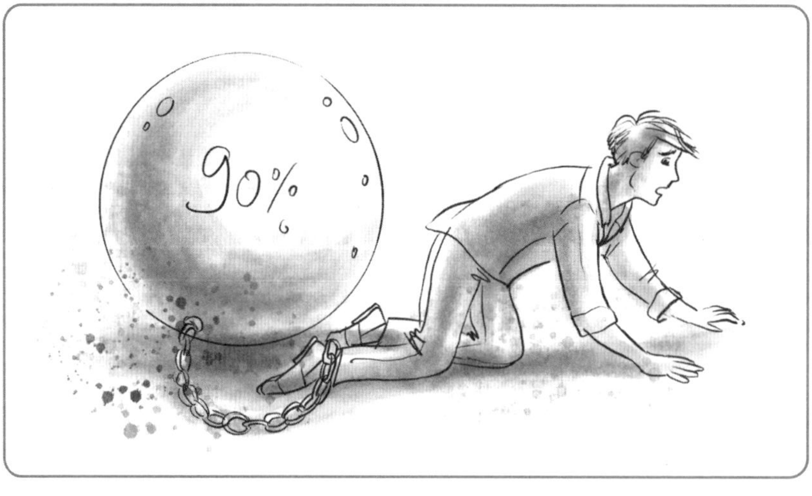

Und die schleppen Sie jedes Mal gefühlsmäßig mit. Kann das sein?" Jan schaut mich aufmerksam an und nickt langsam. – „Und meinen Sie, es könnte Sie erleichtern, wenn es uns gelingt, von den 90 Prozent von früher so viel wie möglich abzulegen, sodass heute nur noch Ihre zehn Prozent ‚Ekelalarm' da wären, wenn überhaupt?" – „Ja, ganz sicher, das wäre gut." Das hilft ihm, seine Angst vor der Affektketten-Arbeit zu überwinden.

Nur „Standbilder" anschauen, nicht den ganzen „Trauma-Film"

Wenn man KlientInnen erklärt, dass man die Geschichten, in denen ein unangenehmer Affekt auftrat, auf einer Lebenslinie aufreiht, haben die meisten Angst, sie könnten von einem Schrecken in den nächsten geraten, und all das Schreckliche könnte sich womöglich noch aufschaukeln und überwältigend werden. Auch wenn viele erst durch das Erleben wirklich verstehen werden: Meist hilft es ihnen, wenn man vorab erklärt, sie müssen die Erlebnisszenen, in denen dieser Affekt (Körpergefühl und Emotion) vorkamen, nachher nur als „Standbilder" kurz anschauen. Es ist hier hilfreich, wenn die KlientInnen schon einmal mit der Screen- oder Bildschirmtechnik gearbeitet haben. Sie wissen dann, dass man sich einfach einen nicht allzu großen Flachbildschirm an der gegenüberliegenden Wand vorstellen kann. Auf diesen Bildschirm projiziert man die Bilder, die man förmlich vor sich sieht. Diese Bilder gehören zu einem Erlebnis-„Film" im Innern, und wie bei einem Video, das man aus einer Mediathek heruntergeladen hat, kann man auch bei diesem Film jederzeit die Stopp-Taste drücken. Wichtig ist hier, den Moment in der jeweiligen Episode zu suchen, der den Inbegriff des Affekts enthält.

Beispiel Hella: Ihr Thema sind Panik und Herzrasen und sie sagt dazu: „Ich hatte immer Panik und Herzrasen, wenn meine Eltern sich stritten, aber das ist über so viele Jahren hinweg so oft passiert, wie soll ich das denn zu fassen kriegen?" „Wie alt waren Sie, als diese schlimmen Streits anfingen und als sie aufhörten?", frage ich. „Das fing an, als ich etwa sieben war und dauerte, bis ich mit 16 in die Krankenpflegeschule ging." Und wenn sie in den ganzen Jahren eine Szene auswählen würde für ein Standbild – welche würde sie wählen? Sie musste kurz überlegen: „Ich sehe mich nachts im Dunkeln, aufgeschreckt mit dem Kissen im Rücken im Bett sitzen und denken: ‚Jetzt trennen sie sich. Jetzt ist alles aus'." Wie alt ist sie auf dem Bild? „Ich weiß ja, dass es von sieben bis 16 war, aber ich sehe mich jetzt so mit neun, als ich die Zöpfe so lang hatte" – sie wendet sich mir zu und zeigt es mit den Händen an. Ob sie sich von der Szene, die wir über den Streit der Eltern im Wohnzimmer betrachtet und die wir als den „Inbegriff" all der Situationen mit Panik und Herzrasen ausgemacht haben, ein „Standbild" machen könne, um es dann „runterrutschen" zu lassen auf das imaginierte Speichermedium? Es gelingt ihr mühelos, und später legt sie einen schweren Stein neben die Lebenslinie, ungefähr neben den Abschnitt für das Alter von sieben bis 15 …

Die „Standbilder" werden „abgespeichert"

Bevor wir mit der Affektkette starten, erklären wir: Jede gefundene Szene „von damals" wird als Standbild abgespeichert werden, auf einem imaginierten Speichermedium – etwa einen DVD-Recorder oder ein Notebook mit USB-Sticks – unterhalb des imaginierten Flachbildschirms an der Wand gegenüber. Jede Szene, die kurz im Bild festgehalten wird, wird zunächst wie ein Foto „scharfgestellt" und soll dann „herunterrutschen" auf das Speichermedium. Um zu sehen, ob jemand das kann, führe ich folgende Übung durch:

Der Bildschirmschoner

Stellen Sie sich bitte einen Flachbildschirm an der gegenüberliegenden Wand vor, und darunter, auf dem Fußboden, ein Speichermedium für die Bilder, die Sie kurz auf dem imaginären Bildschirm wahrnehmen werden, etwa einen DVD-Recorder oder ein Notebook mit einem USB-Stick darin. Können Sie das? Wenn ja: Mögen Sie sich auf dem imaginären Bildschirm ein richtig schönes Bild vorstellen? Gut geeignet sind Bilder Ihrer Lieblingslandschaft, etwa am Meer, an einem See oder Fluss, eine sonnenbeschienene Lichtung im Wald … Es dürfen auch Tiere darin vorkommen. Wichtig ist nur, dass Sie mit dem Bild keine ambivalenten Gefühle verbinden, sondern ausschließlich entspannende oder fröhlich machende Erinnerungen oder Fantasien … Alternativ können Sie auch das schönste Gemälde, das Sie jemals gesehen haben, dort an die Wand projizieren.

Wenn Sie ein Foto oder Lieblingsbild ausgewählt haben – bitte nur eins –, dann stellen Sie dieses Bild sozusagen scharf, und wenn Sie es einmal richtig scharf sehen können, machen Sie innerlich „klick", als hätten Sie es vom Bildschirm abfotografiert. Sobald das Bild „scharfgestellt" zum „Foto" geworden ist, „rutscht" es automatisch nach unten auf das Speichermedium und wird dort abgelegt, sodass der Bildschirm oben wieder neutral aussieht. Können Sie das?

Wenn das geklappt hat: Können Sie das Bild – nennen wir es den „Bildschirmschoner" – wieder hochholen, sobald Sie das wollen? Könnten Sie es jetzt einmal tun? Klappt das? Wenn ja, könnten Sie es wieder „herunterrutschen" lassen auf das Speichermedium, sodass Sie wissen, es ist dort abgespeichert?

Gegebenenfalls kann man dies mehrfach wiederholen, bis die KlientInnen jedes Bild aufscheinen und wieder „nach unten rutschen“ lassen können, sodass die Stelle, an der der Bildschirm imaginiert wird, wieder neutral aussieht. Wer das kann, der kann dann auch schwierige Bilder kurz präzise erfassen – und sie in den imaginären Speicher verschwinden lassen, wohl wissend, dass sie dort archiviert sind.

Beispiel Jan: Bevor er sich mit den „Ekelbildern“ in seinem Innern beschäftigen wird, möchte er als Bildschirmschoner sehen, wie er an der Westküste einer kanarischen Insel mit dem Surfbrett die Welle reitet und auf den Strand zugleitet.

Ich lade ihn ein, das Körpergefühl zu aktivieren, das Gefühl, immer wieder das Gleichgewicht zu finden, die Beine voreinander, das Brett unter den Füßen und das Glitzern des Wassers, die Sonne und die Wasserspritzer auf der Haut, die Kraft, die ihn durchströmt, das Glücksgefühl, so sicher und sanft auf den Strand zu gleiten und zu wissen, wenn er abgesprungen ist, wird er sich umdrehen, sein Brett unter den Arm klemmen, hinauslaufen über den Strand durch die ersten Wellen, wird sich auf den Bauch aufs Brett legen, mit den Armen paddeln, weiter hinaus, bis zu dem Punkt, an dem er sich mit einem Schwung umdreht und aufs Brett springt, um wieder mit der Welle zum Strand zu gleiten … Jans Augen schließen sich, und ich bitte ihn, sie dann wieder zu öffnen, wenn er an der Wand gegenüber sehen kann, wie er im Sonnenlicht auf seinem Brett übers Wasser reitet. Er schaut hinüber, nickt. Ob er sich auch von außen sehen kann? Kurzes Blinzeln – Ja, das kann er. Dann bitte ich ihn, das Bild, das der Inbegriff des schönen Moments ist, scharfzustellen und dann in einem Foto festzuhalten. Er konzentriert sich, nickt.

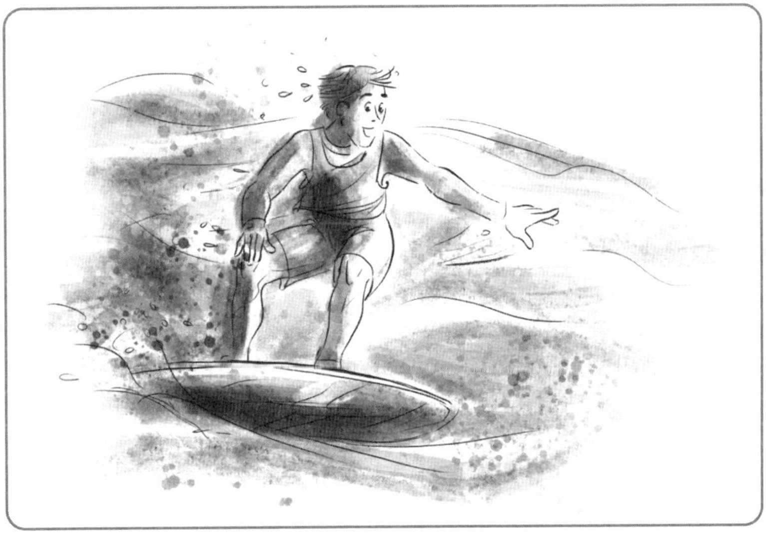

„Jetzt speichern Sie das Bild – da unten unter dem Bildschirm auf dem Boden steht ja das Notebook mit dem USB-Stick. Das Bild rutscht dann herunter auf den Stick und bekommt eine besondere Stelle, eine eigene Datei auf dem Stick." Jan nickt, ich sehe, wie er kurz fokussiert auf die Wand schaut, dann gleitet sein Blick nach unten, dann wieder nach oben und zu mir. „Wie würden Sie diese Datei mit dem Bild nennen? „Surferglück" sagt er sofort. „O.k., und der Stick da unten" – ich deute auf den Boden, wo sein imaginatives Speichermedium verortet ist – „dieser Stick ist nur für schöne Bilder. Können Sie sich oben die Fläche, wo Sie sich den Bildschirm vorgestellt haben, wieder neutral vorstellen?" Jan schaut wieder zur Wand und nickt. „Und probeweise holen wir das Bild jetzt vom USB-Stick wieder hoch auf den Screen. Können Sie das? Jans Blick gleitet von Bodennähe zur Wand hoch. Ja, das kann er, da ist das Surferglück-Bild wieder. Wir wiederholen die Prozedur noch einmal. Bild heruntergleiten lassen, oben ist die Bildschirm-Stelle an der Wand wieder neutral. Klappt. Bild wieder hochholen – er sieht es wieder deutlich. Wieder runter – sein Blick fährt senkrecht die Wand hinunter. Pausiert kurz. Wieder hoch. „Weg."

„So geht das", erkläre ich ihm. „Wenn Sie das können: Bilder auf dem Screen sehen, innerlich sozusagen klick machen, das Bild herunterrutschen lassen zum Abspeichern, nach oben schauen und die Stelle wieder neutral sehen – wenn Sie das können, dann können wir das auch mit schwierigeren Bildern machen. Dann werden wir einen anderen USB-Stick einlegen für die Bilder der Szenen, die Sie „bannen" wollen, und wir können sie ebenfalls auf diese Weise speichern. Wo tun Sie denn jetzt den USB-Stick mit dem Surferglück-Bild hin – Sie wissen ja, dahinter ist eine ganze Erlebnisszene …?" Er überlegt. „Den hätte ich gern in der Brusttasche, sodass ich das immer bei mir habe. Danke, dass wir das gemacht haben, das war schön."

Innere Helfer aktivieren: Das innere hilfreiche Team

Wenn jemand, mit dem man eine etwas schwierigere psychotherapeutische Arbeit beginnen möchte, verzagt wirkt, empfehle ich, erst einmal ein Ressourcenteam zu etablieren. Der Trick dabei ist folgender: Die Ressourcen, die jemand hat, werden als Erstes externalisiert, etwa in imaginativen Vorstellungen von Menschen, Tieren, Engeln etc. Mit unterstützenden Sätzen lässt man sich dann von den externalisierten Ressourcen ermutigen und nimmt sie sozusagen mit in die schwierige Arbeit. Man gruppiert sie um sich herum und fühlt sich so weniger einsam in vielleicht auch phasenweise schweren Seelen- und Körperzuständen. Das heißt, für die Fachleute gesprochen: Man internalisiert auf neue Weise, was man zunächst externalisiert hat, um es besser wahrnehmen und spüren zu können. Alle die Gestalten, die man als hilfreiches Team imaginieren kann, sind eigentlich so etwas wie „gute

Introjekte", wie Psychoanalytiker sagen würden. Durch die plastische Vorstellung derselben werden diese Ressourcenanteile, deren Unterstützung man in bestimmten Situationen, durch Begegnungen oder rein aus der Fantasie innerlich „erfährt" (nach Lektüre von Büchern oder Comics, durch die Identifikation mit Filmfiguren oder Politikern, Schauspielern, Sängern oder anderen Vorbildern etc.) zu verinnerlichten Helfergestalten.

Beispiel Edith: Sie soll sich mit allen relevanten Szenen, in denen sie einen Hexenschuss oder als Kind einen Asthmaanfall hatte, noch einmal an der Lebenslinie entlang beschäftigen, und sie seufzt ein paarmal tief und schwer. Ich schlage deshalb vor, erst einmal eine Übung zum inneren hilfreichen Team zu machen.

Die Leitfrage dazu lautet: „Wir beide wissen ja, dass wir uns mit etwas beschäftigen, von dem Sie bislang dachten, es könnte überhaupt nicht leicht veränderbar sein. Deshalb frage ich Sie jetzt, welche Eigenschaft von allen guten Eigenschaften, die der Mensch nur haben kann, Sie am meisten brauchen können, um es vielleicht doch noch zu schaffen. – Welche Eigenschaft wäre das?" Im Grunde antworten die meisten Menschen in eine von zwei Richtungen. Entweder brauchen sie nämlich mehr Ruhe oder mehr Aktivität. Wenn es um mehr Ruhe geht, fallen den meisten Eigenschaften ein wie: Geduld, Gelassenheit, Souveränität, Achtsamkeit, Vorsicht, Behutsamkeit, In-sich-Ruhen … Wenn es um mehr Aktivität geht, fallen Begriffe wie Mut, Energie, zupacken können, Durchsetzungsvermögen, Humor, innere Unabhängigkeit, Zivilcourage etc.

Edith entscheidet sich für Mut. Also bauen wir um sie herum lauter „mutige" Gestalten. Und das geht so:

„Waren Sie schon einmal im Leben mutig, wenigstens ansatzweise?" Natürlich war Edith das. Ich lasse mir einige Situationen beschreiben, und am mutigsten findet sie sich in der mündlichen Examensprüfung, als sie einem Prüfer offen widersprach, der ihr daraufhin sogar eine bessere Note gab. (Es ist wichtig, dass die geschilderten Situationen erfolgreich enden.) „Können Sie sich die Edith, die dort in der Prüfung so mutig war, vorstellen? Wie Sie da aussahen?" (Edith nickt.) „Und wenn Sie diese Edith nun herbeirufen und sie bitten, sich irgendwo um Sie herum hinzustellen oder hinzusetzen, wo wäre das?" Edith deutete auf ihre rechte Seite, und ich sage: „Prima, dann haben wir schon mal das erste Mitglied Ihres hilfreichen Teams und können dieser mutigen Examens-Edith sagen: Herzlich willkommen!" Edith lächelt jetzt.

„Nächste Frage: Gibt es jemanden, den Sie kennen und mögen und der diese Art von Mut hat, die Sie jetzt brauchen?" Edith fällt einer ihrer Unidozenten ein. „Gut, wenn Sie ihn sozusagen innerlich herbeibitten, wo würde er um Sie herum einen guten

Platz haben?“ Sie wählt den Platz rechts hinter ihr. Auch den Unidozenten begrüße ich für sie mit.

„Prima, und jetzt dürfen Sie gern ein bisschen länger nachdenken: Kennen Sie eine Figur aus Film, Roman oder Fernsehen – jemand, den Sie gar nicht persönlich kennen, aber sehr mutig finden und den Sie auch gern dabei hätten?“ Edith überlegt und lacht plötzlich auf: „Ja, den Exkanzler Helmut Schmidt fand ich immer sehr mutig. Aber wenn ich den nehme, muss immer jemand neben ihm laufen, der ihm den Aschenbecher hält!“ – Jetzt müssen wir beide so sehr lachen, dass es eine Weile dauert, bis Edith ihre Konzentration wiederfindet und Helmut Schmidt samt Aschenbecherhalter etwas weiter links vor sich imaginieren kann. In ihrer Vorstellung nickt er kurz gnädig, als ich ihn in Ediths Namen begrüße.

„O.k., und jetzt etwas ganz anderes: Kennen Sie ein Tier, von dem Sie annehmen, dass es im Vergleich mit allen Tieren, die es auf der Welt gibt, das allermutigste ist?“ So liegt dann kurze Zeit später ein schwarzer Panther mit glühenden Bernsteinaugen und samtig glänzendem Fell vor ihr, so gut vorstellbar, dass ich sie bitte, mit der Hand einmal in sein weiches Fell zu fühlen, damit etwas von seiner Kraft und seinem Mut in sie übergehen könne. Sie beugt sich leicht nach vorn, streicht mit der Hand über das imaginierte Fell des Tiers, seufzt und lehnt sich lächelnd und tief seufzend wieder in ihrem Stuhl zurück.

Jetzt ist es an der Zeit für eine Zukunftsvision: „Können Sie sich vorstellen, wie Sie selbst eines Tages als weise und mutige alte Dame aussehen werden, wenn Sie dieses Thema mit dem Hexenschuss längst souverän hinter sich gelassen haben?“ Edith blinzelt ein paarmal. „Ja, so ungefähr. Ja, erstaunlich. Sie trägt einen Hut, darunter hat sie weiße Haare, steht groß und aufrecht in einem langen Kleid da.“ – „Wenn Sie sie einladen, irgendwo um Sie herum Platz zu nehmen oder sich hinzustellen, wo wäre das?“ – „Hinter mir. Sie steht hinter mir und legt mir die Hand auf die Schulter.“

Und gibt es noch eine Gestalt, die sie gern um sich hätte, frage ich weiter. Vielleicht einen Schutzengel oder eine andere hilfreiche Vorstellung? Edith überlegt. „Hm, erst wollte ich nicht, aber als Sie sagten Schutzengel – da tauchte einer auf, links hinter mir, mit großen Flügeln und in weißem Gewand. Erzengel Michael mit dem Schwert – ja, das passt doch.“

Jetzt lade ich sie ein, sich von jeder Gestalt einen unterstützenden Satz sagen zu lassen. Ihre frühere mutige Examens-Edith sagt: „Wat mutt, dat mutt“. Den „Unidozenten“ lässt sie sagen: „Es zahlt sich aus, wenn man sich was traut.“ Dann kommt „Helmut Schmidt“ an die Reihe, und den lässt sie sagen: „Was man tun muss, das tut man, und das ist gut so.“ Der Panther gibt ihr zu verstehen: „Die Kraft kommt mit dem Tun.“ Ihre weise Frau, deren warme Hand sie auf der rechten Schulter spürt, sagt ihr in ihrer Vorstellung: „Du weißt, dass du das kannst.“ Und der Schutzengel gibt ihr zu verstehen: „Es wird dir nichts geschehen, ich passe auf dich auf.“

So vorbereitet wagt sich Edith dann an den nächsten Schritt in Richtung Affektkette.

Einen Stein in die Hand nehmen, dann den Affekt explorieren

Bevor man jetzt genauer anschaut, wie sich das Körpergefühl, die Emotion, vielleicht sogar ein stets damit verbundener Gedanke „anfühlen“, gebe ich den KlientInnen einen Stein in die Hand und sage dabei:

„Sie wissen ja genau, wie es sich anfühlt, wenn Sie das haben. Bitte geben Sie alles, was ‚zu viel‘ ist, in den Stein. Es genügt völlig, wenn wir hier ‚darüber‘ reden. O. k.?“

Dies ist besonders dann empfehlenswert, wenn es um sehr starke Affekte geht wie Todesangst oder rasende Schmerzen. Sonst könnten diese Affekte akut ins Bewusstsein „geschwemmt“ werden, und das kann die Arbeit eher erschweren. In der Tat wissen die Betroffenen genau, worum es geht, also welches Körpergefühl oder Gefühl sie meinen, dessen Auswirkungen auf ihre Gegenwart sie verändern wollen. Dennoch wird es wichtig sein, diese (Körper-)Gefühle in schwächerer Form zu empfinden, so als würde man ein Fadenende zu fassen bekommen, an dem man dann zieht und an der Lebenslinie entlang die Situationen „aufreiht“, in denen dieser Affekt stark da war.

An die KollegInnen: Gehen Sie vor dem nächsten Schritt wie oben beschrieben vor. Geben Sie Ihrer KlientIn einen Stein in die Hand, in den sie hineingeben soll, was „zu viel“ ist. Manche KlientInnen brauchen dazu eine noch konkretere Anleitung, etwa bei Kopfschmerz: „Jeder Schmerz, der gerade zu viel ist, den geben Sie vom Kopf aus durch die Schulter den Arm hinab und durch die Hand in den Stein, sodass der Stein alles aufnimmt, was zu viel ist. Können Sie sich das vorstellen?“ Bitte versichern Sie sich, bevor Sie fortfahren, dass die KlientIn das so gut wie möglich kann.

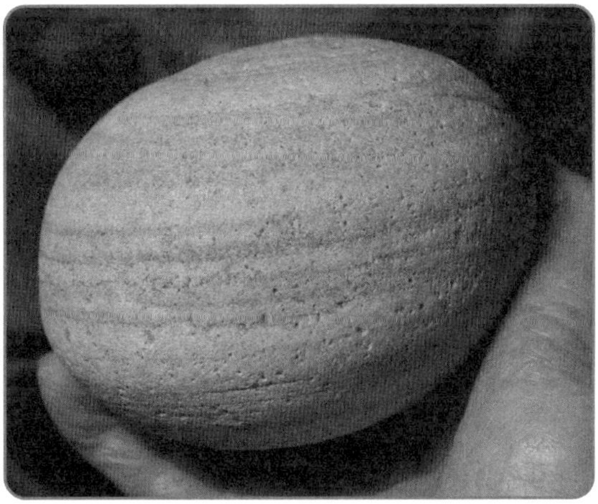

Viele meiner KlientInnen haben einen Lieblingsstein für ihr „Zuviel". Fast immer wählen einen nahezu runden, schweren Stein, den ich einmal an einem Strand gefunden habe. Er passt bei Großen in eine Hand, kann aber auch von Kleinen mit beiden Händen fest umschlossen werden. Manchmal sage ich sogar, dass er wie ein Meteorit ist, ein Stein vom anderen Stern, der alles aufnimmt, was einem zu viel ist.

Auswahl des Affekts: Das Fadenende in die Hand bekommen

Bei der Affektkette geht es darum, die affektgeladenen Lebenssituationen wie Perlen an der Schnur aufzureihen, an der Lebenslinie entlang, die man als langen Faden oder Kordel auf den Boden legt. Es ist aber äußerst wichtig, dass man sehr genau fasst, was man für diese Aufreihung auswählt.

Ein Affekt ist ein Ausdruck einer Psychophysiologie, als ein Körpergefühl und / oder eine Emotion, die sich AUCH körperlich ausdrückt. Edith hatte den Hexenschuss ausgewählt, und erst fiel es ihr schwer, eine Emotion damit in Verbindung zu bringen. „Vielleicht Verzweiflung", meint sie schließlich, weil sie so wütend und so hilflos sei angesichts des immer wiederkehrenden einschießenden Schmerzes, der sie so oft außer Gefecht setze.

Daher frage ich: „Ist der Hexenschuss IMMER mit dem Gefühl hilfloser Verzweiflung verbunden, oder nur manchmal …?" Nach einigem Nachdenken bestätigt Edith: Ja, eigentlich schon, Hexenschuss und hilflose Verzweiflung, das gehöre zusammen.

Dann frage ich, ob es auch einen stets wiederkehrenden Gedanken gebe, der immer mit dem Hexenschuss und der hilflosen Verzweiflung verbunden sei, und sie meint: „Es soll weggehen!" Das sei der einzige Gedanke, der ihr jedes Mal komme, wenn sie „das" habe.

Die ganze Zeit über knetet sie den Stein in ihren Händen, und ich mache sie darauf aufmerksam, dass der „ja alles aufnimmt, was an Gefühlen und so weiter zu viel ist". Gedankenverloren nickt sie und will dann weitermachen.

Sind alle Materialien bereit?

- Steine etc. für Belastendes,
- schöne Symbole für gefundene/entstandene positive Erkenntnisse, Fähigkeiten etc.,
- eine Kordel oder ein dicker Faden als Lebenslinie,
- eventuell von der PatientIn in der Vorbereitung mitgebrachte Symbole,
- Sobald von dem Affekt, der exploriert werden soll, die Rede ist: Einen Stein in die Hand nehmen, …
- Screen samt positivem „Bildschirmschoner" ist etabliert.
- Speichermedium (DVD-Recorder, „USB-Stick" etc.) ist etabliert.

Gehen Sie diese Liste ruhig vorher durch: Steine als Symbole für Belastungsmomente sollten Sie stets selbst bereithalten. Ich habe immer welche da, und manche KlientInnen haben mir im Lauf der Zeit weitere Steine mitgebracht, kleine und große:

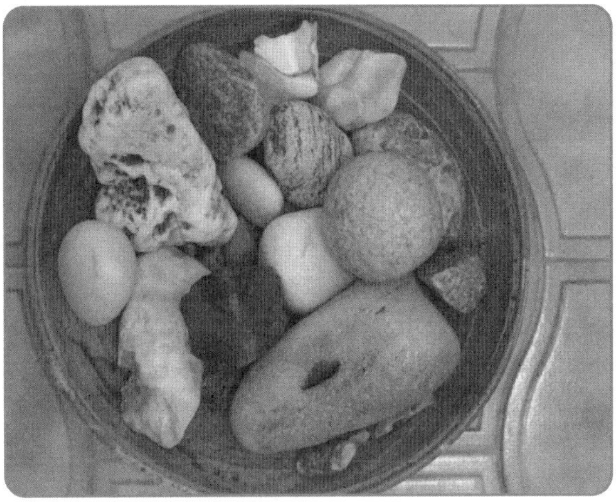

Manche Steine werden auch für ambivalente Gefühle gewählt, für Erlebnisse, die „bittersüß" waren oder zumindest Elemente von Freundlichem enthielten, etwa diese:

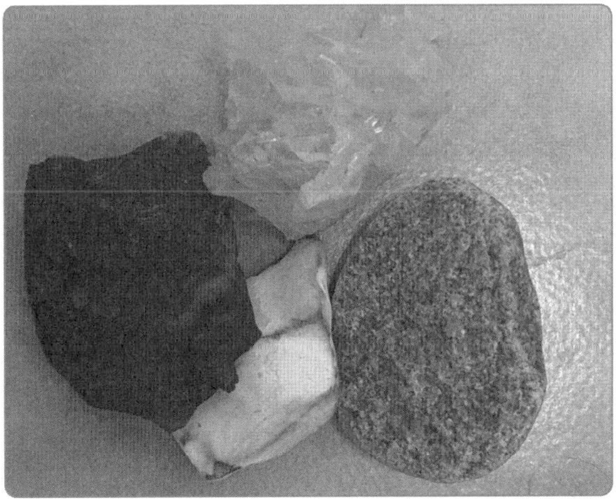

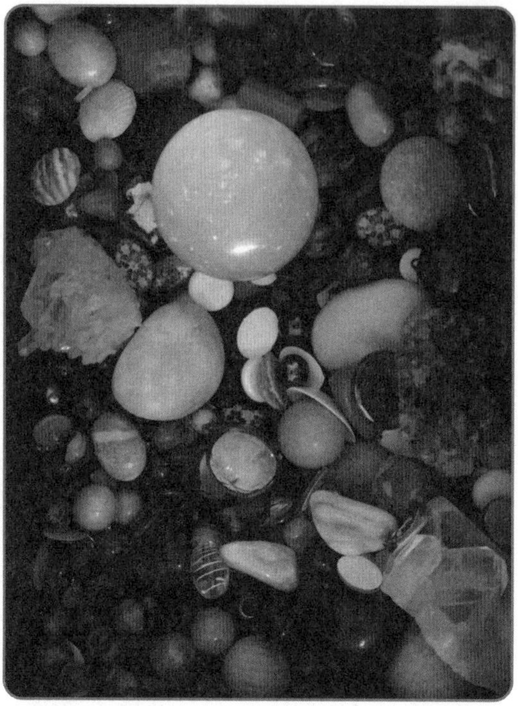

Für schöne Momente, die gefunden wurden, Ressourcen, die man unterwegs entdeckt hat, für Fähigkeiten, die sich herausgestellt haben, für Eigenschaften, die sich entwickelt haben aufgrund der Momente, in denen der Affekt so schlimm oder gerade, weil er so schlimm war – dafür gibt es eine Fülle an positiven Symbolen, wie Muscheln, Glitzersteine, Perlen, Edelsteine (geschliffene und ungeschliffene) und andere freundliche und hübsche Gegenstände:

Ich bin zunehmend dazu übergegangen, dass ich den KlientInnen empfehle, in der Vorbereitung zur Affektkette durch Haus und Garten zu gehen und dort selbst nach Gegenständen zu suchen, die Symbole sein könnten für Belastungsmomente, von denen sie ahnen, dass sie auf der Lebenslinie „landen" werden; aber auch nach Symbolen für Fähigkeiten u.a., die sie trotz oder gerade wegen der schwierigen Zeiten in ihrem Leben entwickelt haben.

Und was bringen die KlientInnen mit? Da gibt es Puppen, Tiersymbole, Federn, Fotos, Spielkarten, Schwämme und (Zahn-)Bürsten, Postkarten mit Bildern und / oder Sprüchen, Zweige und Blätter, Stöcke und Blüten, selbst- oder von den eigenen Kindern gemalte Bilder; Haushaltsutensilien, Parfums und Glöckchen, Herzen in allen Größen und Formen, Riechsalz und Farbtöpfe, Klebstoff und Farbe, Hämmer und Zangen, Koffer, Kartons, Handys, Tablets usw. Solange die Gegenstände transportabel sind, sind der Fantasie keine Grenzen gesetzt. Zu mir wurden auch schon Messer, Schwerter und Schreckschusswaffen, einmal sogar eine scharfe Pistole mitgebracht. Zum Schutz der KlientInnnen, aber auch zu meinem eigenen Schutz achte ich allerdings darauf, dass die Gegenstände ungefährlich sind.

Jetzt braucht es noch die Lebenslinie. Dafür kann man einen langen dicken Wollfaden, eine langen Kordel oder ein Seil nehmen. Egal, was man nimmt, es sollte mindestens zwei bis drei Meter lang sein.

Wichtig: Bei Menschen, die schon einmal gefesselt waren, sollte man beachten, dass die Lebenslinie für sie nicht gefährlich wirkt (besser kein Seil nehmen).

Mir haben schon mehrfach KlientInnen eine lange „Fadenwurst“ aus der „Strickliesel“ mitgebracht. Auch die Farbe ist manchen wichtig, hier ein Symbolbild in Rot.

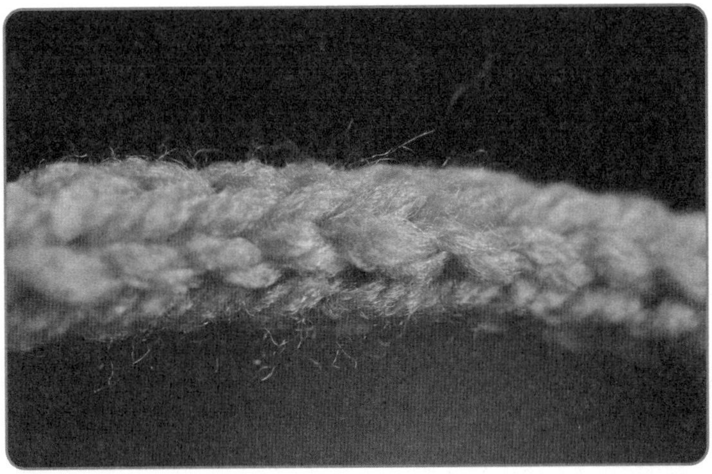

Teils real, teils imaginativ – wie geht das?

Als reale Teile der Affektketten-Technik haben wir also einen dicken, langen Faden oder ein Seil auf dem Boden, außerdem viele konkrete Gegenstände – Steine und andere Symbole für Belastungen, bunte Perlen, Muscheln etc. für positive Lebenserfahrungen und gefundene eigene Schätze. Und dann gibt es die imaginativen Zusatztools, Bildschirm und Speichermedium für die gefundenen Momente des Lebens, in denen der Affekt eine Rolle gespielt hat.

Für den imaginativen Teil ist es gut, wenn die Vorstellung eines „Screens“ schon eingeübt, die KlientIn also an die Arbeit mit dem imaginären Bildschirm und das „Abspeichern“ der Bilder auf dem Speichermedium (DVD-Recorder, USB-Stick etc.) gewöhnt ist.

Tatsächlich gibt es nicht wenige früh traumatisierte Menschen, die Schwierigkeiten haben, etwas zu imaginieren. Um trotzdem nicht auf die Arbeit mit der Affektkette verzichten zu müssen, könnte man zu diesem Trick greifen: Eine Klientin, die sich nicht so gut einen Screen vorstellen konnte, hat einmal eine Fotokollage hergestellt, mit einem „Huber-Bildschirm und einem Recorder darunter“. Dieses Bild haben wir öfter an die Wand gehängt und damit gearbeitet. Auch das ist eine Möglichkeit.

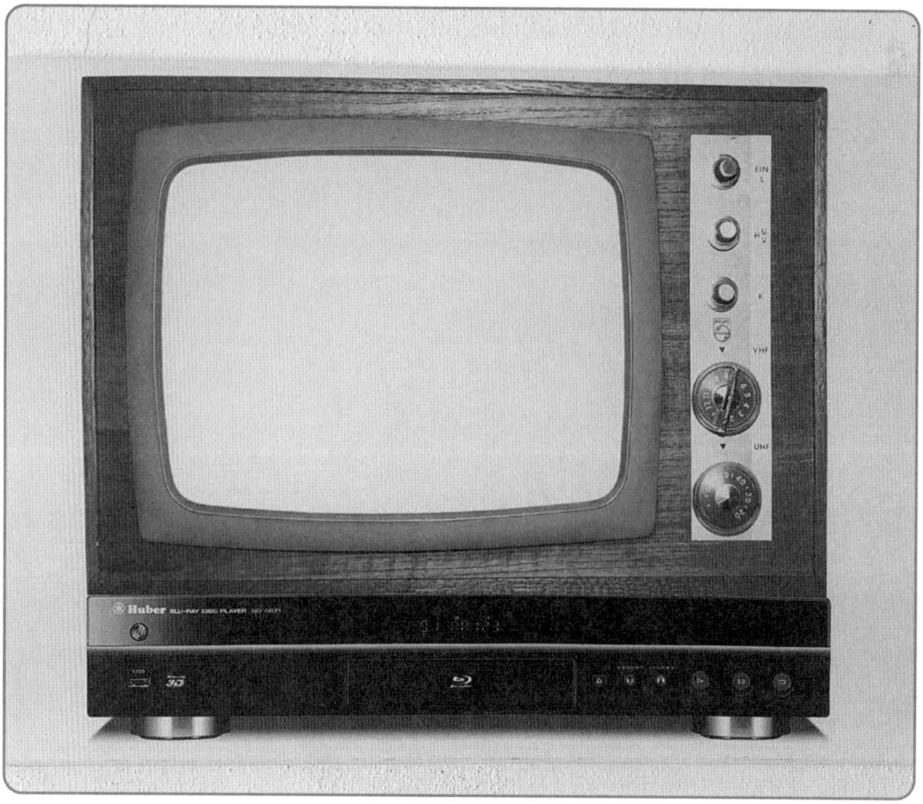

Oder man hat tatsächlich einen Monitor, den man verwenden kann, z. B. den (dunklen) Bildschirm eines PCs, Notebooks oder Tablets.

Doch viele können das einfach: Sich an der gegenüberliegenden Wand einen Flachbildschirm vorstellen und darunter, am Boden, einen Video- oder DVD-Recorder oder ein Notebook mit einem USB-Stick darin. Ich habe auch schon eine „Hinterkopf-Kamera“ als Speichermedium akzeptiert, aus der wir dann die positiven bzw. schwierigen „Filmspulen“ herausgenommen, jede einzeln in separate Kartons verpackt und letztere dann jeweils in eine Tonne mit Deckel gesteckt und in einem Gartenhaus oder Keller eingelagert haben. Was es genau ist, ist also gar nicht so wichtig. Hauptsache, die KlientInnen können sich das so plastisch wie möglich vorstellen.

4.4 Mit der Affektkette arbeiten

Jedes Ereignis, an dem das Symptom auftauchte, als „Standbild abspeichern", negatives Symbol plus ggf. Ressourcen mit positivem Symbol auf Lebenslinie ablegen.

Wenn diese Vorbereitungen funktioniert haben, dann geht's erst los. Sind KlientInnen vorher ungeduldig, pflege ich freundlich darauf hinzuweisen: „99 Prozent der Arbeit ist gute Vorbereitung." Schließlich geht es darum, einen Affekt über das ganze Leben und möglicherweise bis in die vorherigen Generationen hinein zu verfolgen, dabei eine ganze Reihe von Situationen als Standbilder abzuspeichern und dann auch noch zu überlegen, was man trotz oder gerade wegen solcher Situationen jeweils gelernt oder entwickelt hat.

Wie die Arbeit konkret vonstattengeht, möchte ich anhand der Affektketten von Jan und Corinna zeigen. Beide kommen mit sehr unterschiedlichen Lebensgeschichten zu mir. Und natürlich habe ich – wie bei in allen Geschichten in diesem Buch – einiges so verfremdet, dass niemand persönlich erkennbar ist.

Dem „Ekelausschlag" auf der Spur: Jans Affektkette

Sie erinnern sich? Jan hat für sich das „Surferglück"-Bild gefunden (siehe Seite 69), das er, um es jederzeit parat zu haben, auf einem USB-Stick in der Brusttasche seines Hemds bei sich trägt. Es hätte ein imaginierter Datenträger sein sollen, aber um sich alles besser vorstellen zu können, hat Jan sich entschlossen, einen realen USB-Stick bei sich zu tragen.

Für die Affektketten-Arbeit nimmt er den Stick aus der Brusttasche – er wolle ihn nicht „kontaminieren" durch die schwierigen Bilder. Überrascht stelle ich fest, dass er sogar einen bunten USB-Stick dabei hat, den er noch einmal „einlegen" will. Dazu geht er zur Wand, legt ihn auf den Boden, wo er sich das Notebook vorstellt, kehrt zu seinem Stuhl zurück, schaut auf die Wand und lässt das „Surferglück"-Bild „hochploppen". Er atmet mehrmals tief ein und aus, um sich mit der Kraft dieser Imagination zu fluten, lässt dann das Bild, wie er auf dem Surfbrett auf der Welle Richtung Strand gleitet, wieder hinunter auf den Stick „rutschen", steht auf, geht zur Wand, nimmt den Stick wieder an sich und will ihn beiseitelegen.

Quer zwischen ihm und der Wand liegt jetzt ein orangefarbenes Kletterseil auf dem Boden. Jan hat es selbst mitgebracht. Den bunten Stick hat er noch in der Hand und will ihn gerade neben sich legen, als ich frage: „Das ist so ein schönes Ressourcenbild – wollen wir das nicht als Erstes an die Lebenslinie legen, etwa an die Stelle in Ihrem Leben, als Sie das erlebt haben?“ Das linke Ende des Seils hat Jan als seinen Lebensanfang und das rechte Ende als „da bin ich jetzt“ definiert (er ist 30 Jahre alt). Er überlegt kurz, misst die Länge des Seils ab und legt den Stick dann etwa 50 cm vor dem rechten Ende neben dem insgesamt zweieinhalb Meter langen Seil ab. „Das war vor sechs Jahren. Ja, das ist gut, das ist ein guter Platz dafür.“

Dann gebe ich ihm wieder den runden Stein, den wir brauchten, als wir Jans Thema „Ekelausschlag“ anfänglich explorierten. Und frage ihn das, was ich alle frage, bevor wir richtig loslegen:

„Was könnte dabei herauskommen, wenn wir gut gearbeitet haben?“

Trotz aller Vorbereitungen hat Jan Angst vor der Arbeit mit der Affektkette, deshalb konzentriere ich ihn auf den „Silberstreif am Horizont“: Wozu könnte es gut sein, diese Arbeit zu tun?

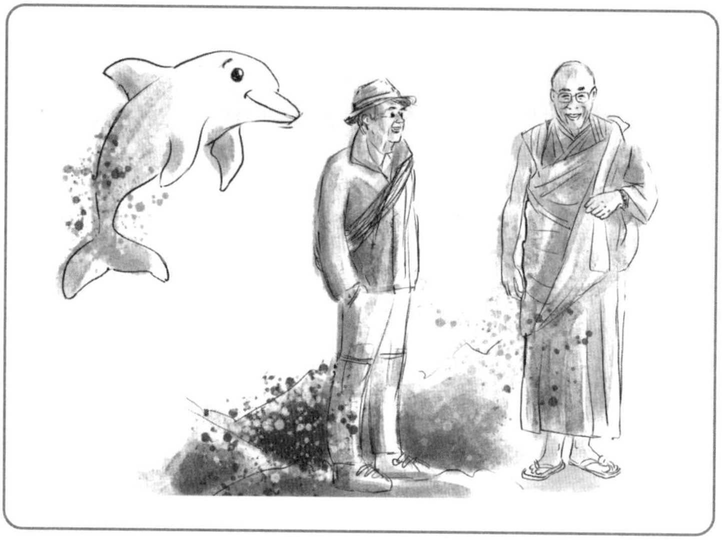

Um die Frage für sich gut zu beantworten, versammelt Jan noch einmal seine Lieblinge unter den inneren Helfern um sich. Das sind heute er vor allem diese drei:

- Sein Krafttier, der Delfin: „Der hat Freude an der Bewegung, gleitet frei durchs Wasser und hat überwiegend eine glatte Haut, und die Macken darin sind ihm egal.“

- Er selbst als Zukunftsprojektion, der souveräne ältere Herr, wettergegerbt, mit Kletterseil langsam und stetig einen Berg besteigend: „Du schaffst jede Herausforderung!"
- Sein Vorbild, der Dalai Lama, der leise kichernd suggeriert: „Freude üben, jeden Tag, das kannst du!"

Sein Gegenmotto gegen den „Ekelausschlag" fasst er so zusammen: „Ich möchte, dass es mir egal wird, wenn ich deswegen mal durchhänge, und dass ich mir mehr Leichtigkeit und Freude gönne. Dass das Schlimme immer mehr verblasst. Ja, das Schwere immer wieder leicht machen, das ist es, das kann ich immer gut brauchen."

Jetzt fühlt er sich gefestigter. Den Stein knetet er in der Hand, dreht ihn, wirft ihn hoch, fängt ihn wieder auf. Dann erinnere ich ihn daran, dass wir als Speichermedium einen anderen Stick brauchen als den, den er für sein „Surferglück"-Bild gewählt hat. „Ach ja, da habe ich auch einen mitgebracht, der ist leer." Er steht auf, sucht in seiner Tasche und legt einen schwarzen Stick auf den Boden unter die Stelle des imaginierten Bildschirms. „Das brauche ich irgendwie, dass ich den Stick nachher irgendwo wegtun kann", sagt er. – Gut so, alles, was er braucht, soll er haben.

Dann bitte ich ihn, jetzt ein Bild auf dem Screen einzustellen von der letzten Situation, in der er den „Ekelausschlag" („die Verbindung zwischen Ekel und Ausschlag am Mund und auch am Bauch", wie wir es präzise gefasst haben) hatte. Das zu erinnern, fällt ihm leicht, denn er hat es mir schon einmal erzählt. Als er es mir jetzt wieder erzählen will, bitte ich ihn mit den Worten „Ich bin ja da, an Ihrer Seite" doch auf die Wand zu schauen, wo er sich den Bildschirm imaginiert, und „den Inbegriff der Situation, wo Sie das letzte Mal den Ekelausschlag hatten" sozusagen als Standbild zu sehen. Er legt den Kopf in den Nacken, starrte an die Decke, dann an die Wand, räuspert sich mehrmals, holt tief Luft und sagt: „Ja, das hab ich schon kurz erzählt. Deswegen bin ich ja hergekommen. Auf dem Männerklo, als dieser Typ, der so stank, sich neben mich stellte." Ich bitte ihn, das Bild scharf zu stellen.

„Können Sie sich von außen sehen?"

Da Jan so viel Angst vor seinen „schlimmen Bildern" hat, frage ich ihn, ob er die Szene „Dieses Männerklo und Sie und dieser Kerl neben sich" von außen sehen kann, und Jan nickt mehrfach: Ja, das kann er. „Sie wissen ja, wie Sie sich damals gefühlt haben. Alles, was zu viel ist, geben Sie in den Stein, o.k.?" Er nickt, blickt mich kurz an und sagt: „An dem Abend hatte ich dann den Ausschlag, ich hab es im Bett gemerkt und mich vor meiner Freundin geschämt, obwohl ich lange geduscht hatte ..." Daraufhin frage ich ihn, ob er auch diese Situation auf ein Bild bannen will: Er im Bett nach dem Duschen, mit dem Ausschlaggefühl um den Mund und auf dem

Bauch, von außen, seine Freundin neben sich“ und er nickt und sagt: „Ja, die Bilder gehören zusammen, das sehe ich jetzt. Bah!“ Er schüttelt sich.

Auch bei diesem Bild bitte ich ihn: „Machen Sie, als wäre in den Augen eine Kamera, sozusagen *klick*, und lassen das Bild dann sofort runterrutschen auf den schwarzen Stick.“ Er zieht die Augenbrauen zusammen, beugt sich kurz nach vorn, nickt und sagt: „O.k.“ Und ich sehe, wie er von seinem Bild, das er auf der Wand sieht, ein Foto „herstellt“ und wie dann sein Blick nach unten gleitet. Einmal tief durchatmen? „Ja, uff.“ Er wählt einen dicken Stein aus meiner Sammlung aus und legt ihn kurz vor das Ende seiner Lebenslinie.

„Haben Sie, obwohl das so schlimm war, etwas daraus gelernt oder entwickelt ...?“

Bevor ich Jan nach früheren Erlebnissen mit seinem „Ekelausschlag“ frage, bitte ich ihn darüber nachzudenken, ob er trotz dieses scheußlichen Erlebnisses und der daraus resultierenden Folgen neulich etwas gelernt, entwickelt oder verändert habe, etwas, das er gut findet (eine Frage nach einer entwickelten Ressource aus dem schlimmen Erleben). Jan überlegt kurz: „Naja, ich bin hergekommen und arbeite mit Ihnen, obwohl ich mich so schäme. Ich lasse mich nicht unterkriegen, hab ich gesagt. Ich muss was dagegen machen, so kann das nicht weitergehen.“ „Hm“, meine ich, „das sind ja eigentlich gleich mehrere gute Sachen: Dass Sie etwas dagegen machen wollen. Dass Sie hergekommen sind und mit mir arbeiten, obwohl Sie sich so schämen. Und dass Sie den Gedanken haben: ‚Ich lasse mich nicht unterkriegen‘.“

Nach einigem Nachdenken findet auch Jan, dass das eigentlich drei gute Symbole wert sei. Er hat einige mitgebracht und bedient sich zudem aus meinem „Glitzerkoffer“ mit schönen Dingen. So stellt er für „Ich will was dagegen machen“ eine mitgebrachte kleine Indianerfigur neben den Stein. Für „Herkommen und mit Ihnen arbeiten, obwohl ich mich schäme“ eine kleine Muschel aus meiner Sammlung. Und für „Ich lasse mich nicht unterkriegen“ sucht er lange nach einem Symbol, wählt dann eine mitgebrachte Postkarte, auf der zu lesen ist: „Dem Meer ist es übrigens egal, ob du eine Bikinifigur hast.“ Wir schauen uns lächelnd an und nicken.

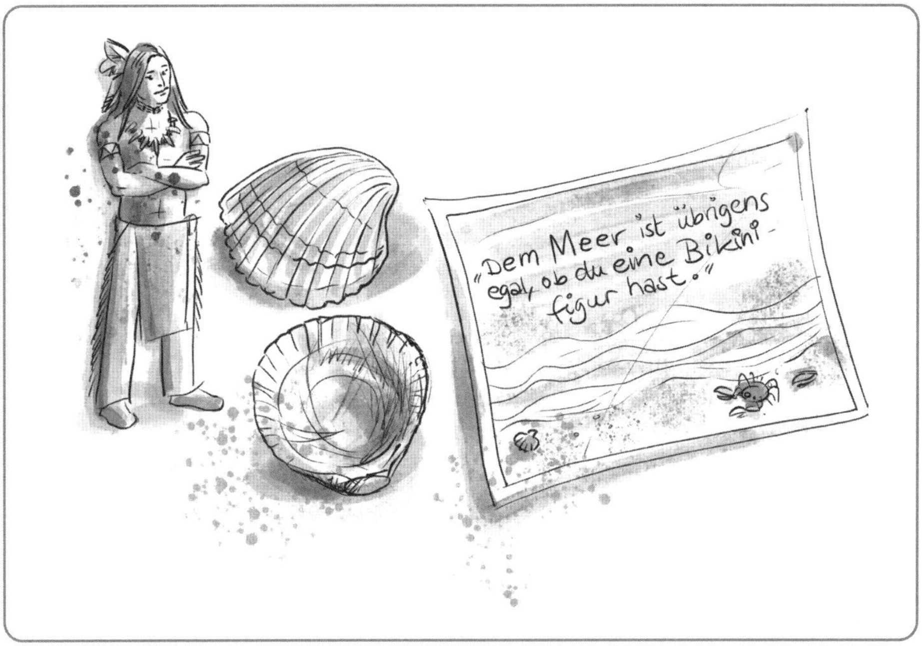

Jan setzt sich, atmet tief ein und aus, strafft sich, und sagt: „O.k., Sie fragen jetzt, wann ich das vorher schon hatte. Das mit elf, mit dem Schwimmlehrer, kriegen wir dahinten." Er deutet auf eine Stelle weiter unten auf der Lebenslinie. „Aber ich hatte das natürlich in den ganzen Jahren immer wieder …"

„Wann war es in den letzten Monaten, in den letzten Jahren … besonders stark?" – Hotspots finden

Bei der Affektkette kommt es nicht darauf an, dass man *alle* Situationen aufreiht, in denen das Symptom jemals aufgetaucht ist. Nachdem man das „letzte Mal" gefunden hat und weiß, dass man später „das erste Mal" suchen wird, sucht man, ausgehend von „heute", in der Rückwärtsschau nach den Momenten, in denen das Symptom *besonders stark* vorhanden war.

Jan überlegt: „Ich hab das einfach oft, wenn ich nicht allein auf einem öffentlichen Klo bin. Besonders natürlich nach dem Sport, wenn alle schwitzend in der Umkleide sind. Normalerweise dusche ich zu Hause und versuche auch zu vermeiden, dort aufs Klo zu gehen. Im Schwimmbad ist es immer schlimm, da vermeide ich die Umkleiden, ziehe mich auf der Wiese aus, hab die Badehose schon an, und leg mir ein Handtuch um, wenn ich mich dort nach dem Schwimmen umziehe. Wenn ich da aber mal muss, ist es auf dem Klo praktisch immer schlimm. Ich hab mich schon weit hinten an einen Baum gestellt …" Das ist alles in einem Rutsch aus ihm herausgekommen, und jetzt suchen wir aus den letzten Monaten eine Szene, die sozusagen „den Inbegriff dieser Not mit dem Ekelausschlag in letzter Zeit" darstellt. Jan wählt eine Szene aus dem Sommerurlaub aus. Nach dem Surfen ging er auf ein Strandklo, als plötzlich hinter ihm die (nicht gut zu verschließende) Tür aufging und ein „Typ reinwollte, den ich rausgeschmissen habe". Das Standbild ist rasch gemacht, und das zweite Bild, als er abends im Hotelzimmerspiegel seine Bläschen um den Mund entdeckte „und hätte kotzen können", wird hinzugefügt und ebenfalls abgespeichert.

Hat er trotz dieser Situation etwas gelernt oder entwickelt? „Naja, ich hab dem Kerl mit fester Stimme gesagt: ‚Hey, ich bin hier drin, mach dich raus!'" Für seine „Wehrhaftigkeit" legt er das mitgebrachte Symbol, eine holzgeschnitzte Faust, neben den ausgewählten „Belastungsstein" an die Lebenslinie.

Jetzt geht es schneller: „In den letzten Jahren konnte ich ja wegen Corona nicht in Urlaub fahren, da bin ich ins Freibad, und da gibt es dann mehrere Situationen …" Er sucht als „Inbegriff der Schwimmbad-Ekel-Situationen" eine Szene aus, als es plötzlich im Freibad zu regnen begann, alle in die Umkleide liefen und er sich dort umzog und in der Nachbarkabine „einen stöhnen hörte". Foto abgespeichert, dazu das zweite Bild „Schon beim Rausgehen juckte es am Bauch und ich dachte: ‚Scheiße, Scheiße, Scheiße!'" – Er steht auf und legt zwei Steine an die Lebenslinie. Und gibt es etwas, das er daraus gelernt hat? „Ich mag nicht mehr ins Schwimmbad gehen, aber das ist ja nichts Positives." Er überlegt noch weiter. „Aber ich habe einen Baggersee entdeckt, wo ich mit meiner Freundin oft hingehe im Sommer, da ist es schön." Die Postkarte mit einem Spruch „Ich möchte bitte am Strand vergessen werden", die er dafür aussucht, liegt recht nahe am bereits abgelegten USB-Stick mit dem „Surferglück"-Bild. Jan meint:: „Ja, echt, eigentlich habe ich immer das Schwimmen und Surfen als so eine Art Gegengift gemacht, und ganz oft auch tolle Erlebnisse gehabt." Für „Tolle Erlebnisse beim Schwimmen und Surfen allgemein" legt er einen kleinen Sufbrett-Schlüsselanhänger etwas weiter von der Lebenslinie weg als „allgemeine Ressource – der Anhänger ist immer bei mir und wirkt auch".

Dann geht Jan zurück zum Stuhl und setzt sich. „Ja, und dann noch zwei Sachen", seufzt er. „Einmal auf dem Schulklo und einmal in der Ferienfreizeit in der Gemeinschaftsdusche." Beide Situationen waren Übergriffversuche, beide Male erstarrte er erst und rannte dann weg, so schnell er konnte. Es kommen zwei dicke Steine hinzu und abgespeicherte Bilder von schamvoll mit Creme verdecktem Ausschlag. Es liegen aber auch mehrere Ressourcensymbole an den Stellen der Lebenslinie, als er 14 und 17 war: Sein Abiturfoto (da war er 17) und eine Urkunde von einem Jugend-Triathlon, den er mit 14 gewonnen hat.

Gab es einen guten Zustand „davor“?

Jan muss sich zwischendurch eine kurze Auszeit nehmen, und ich weiß: Der dickste Stein, den er bisher ausgespart hat, und auch ein paar weitere Steine gelten dem ersten schlimmen Übergriff im Alter von elf Jahren durch seinen Schwimmlehrer und allen weiteren Übergriffen durch denselben Täter bis zum Alter von 15 Jahren. Wir stehen beide auf und öffnen das Fenster. Jan macht ein paar Dehn- und Atemübungen, trinkt einen Schluck Wasser und ich ermutige ihn: „Wissen Sie, Jan, Sie machen das wirklich gut. Wir gehen jetzt langsam auf die Suche nach einem Zustand ‚davor‘, also vor diesen, wie Sie es nennen, ‚Ekelausschlägen‘. Vielleicht werden Sie sich auf der Zeitachse einer Zeit nähern, als Sie das noch nicht hatten, und diesen anderen Zustand, das andere Körpergefühl, das werden wir suchen.“

Jan sieht mich zweifelnd an: „Durch unsere Arbeit wird mir immer klarer, dass schon vor dem Schwimmlehrer Gefühle von Ekel da waren. Als ich ganz klein war, habe ich mal etwas Ekliges gegessen oder getrunken und hatte danach so einen Ausschlag. Aber ich erinnere mich nicht mehr genau.“ – „Das kann sein, und dann gibt es vielleicht eine wichtige Geschichte, die Sie zumindest ahnen. Und wir werden dann trotzdem einen Alternativzustand suchen, entweder vor dem ersten Ekelausschlag, oder wenn Sie das schon im Mutterleib gehabt hätten …“ Jan unterbricht mich: „Nee, da nicht, das glaube ich nicht.“ – „Gut, also wir werden auf jeden Fall einen Zustand suchen, in dem Sie sich mit ihrem Körper wohlgefühlt haben. O.k.?“ Damit ist Jan einverstanden.

Als wir uns wieder setzen, bittet er um eine Schüssel, weil er befürchtet, sich übergeben zu müssen, wenn wir jetzt das Standbild von der schlimmsten Situation machen. „Es juckt auch schon auf der Haut“, meint er. „Ja, das Körpersymptom“, sage ich, „das reagiert dann, wenn klar ist, dass wir tatsächlich auch an den Themen arbeiten, die für das Symptom verantwortlich sind.“ – „Genau“, meint Jan, „ich hab es nicht gesagt, aber zwischendurch hatte ich immer wieder das Jucken am Bauch und um den Mund, aber das ist wieder weggegangen.“ So könne es doch auch dieses Mal sein, versuche ich ihn zu motivieren. Dennoch sehe ich, dass er zögert, wieder an die Stelle an der Wand zu schauen, wo er den Bildschirm imaginiert hat, und schlage vor, zunächst den Stick mit den schwierigen Bildern wegzunehmen und das Bild vom „Surferglück“ aufzurufen. „Das ist gut!“ Jan springt auf, nimmt den bunten Stick von der Lebenslinie, legt den schwarzen Stick beiseite und den bunten auf den Fußboden vor die Wand. Er setzt sich, sein Blick fährt von unten nach oben an die Wand, seine Gesichtszüge entspannen sich, und ich sehe förmlich, wie er das gute Ressourcenbild aufruft.

„DAS ist der Alternativzustand“, meint er. „Ich glaube, das habe ich schon als kleiner Junge toll gefunden. Auf der Rutsche, auf Skiern, beim ersten Surflehrgang, und ja, auch beim Schwimmen. Verdammt, ich will mir auch das Schwimmen wieder erobern, ich liebe das so, im Wasser zu sein, nicht nur mit dem Surfbrett!“ Die Farbe kehrt in Jans Gesicht zurück, als er die Fäuste ballt und tief Luft holt: „O.k., also los!“ – „Erst das gute Bild wieder auf dem bunten Stick sichern“, erinnere ich ihn. „Ja klar.“ Er lässt das „Surferglück“-Bild zum bunten Stick „herunterrutschen“ und legt diesen wieder an die Lebenslinie. Dann legt er den schwarzen Stick vor die Wand, geht zurück zum Stuhl, richtet sich auf, legt den Kopf in den Nacken und starrt an die Wand. Das Bild ist sofort da, er pumpt einige Male, ich sage nur: „Wenn Sie den Inbegriff der Situation haben, machen Sie innerlich ‚klick‘ und speichern das Standbild ab, ja, Sie können das.“ – Er nickt, kneift die Augen zusammen, zwei drei Sekunden lang – und sein Blick gleitet dann nach unten zum Stick. „Dieses Schwein hat das danach jedes Mal gemacht, wenn er sich unbeobachtet fühlte“, meint er dann zu mir gewandt, „und jedes Mal ganz ähnlich. Ich brauche nur den einen Stein für all die Situationen, es lief immer gleich ab, fast immer ohne Worte. Bis ich ihn angeschrien habe: ‚Ich will das nicht, das ist eklig!‘ So laut, dass er wahrscheinlich Angst bekommen hat. Angst, das hatte ich nie vorher bei ihm gesehen. Vorher hat er immer geflüstert, er bringt mich um, wenn ich was sage. Aber mit 15 hatte ich keine Angst mehr vor ihm. Hab ihn weggestoßen und bin nie wieder zum Schwimmunterricht gegangen.“

Jan presst die Lippen fest aufeinander. „Das war gut, nicht wahr, das haben Sie richtig gut gemacht, ihm zu sagen, dass Sie das nicht mehr wollen. Möchten Sie dafür ein gutes Symbol an die Stelle legen, nachdem Sie den Stein abgelegt haben?“ Noch hält Jan den Stein umklammert und zittert. Er schaut auf seine Hände, nickt, steht auf und legt – nein, beinahe wirft er – den Stein neben die Lebenslinie, murmelt dabei: „Von 11 bis 15. Der Kerl hat mir richtig was angetan, und schauen Sie mal“ – er deutet auf die Steine, die er schon gelegt hat – „was das für Folgen hatte. Saukerl!“ – „Ja“, bestätigte ich, „das war wirklich schlimm. Nachher gehen wir die Reihe rückwärts, dann können Sie jedes Mal ein Stück mehr anerkennen, dass das wirklich Auswirkungen für Sie hatte. Im Moment reicht es, das Symbol dafür zu suchen und hinzulegen, dass Sie sich mit 15 mit Worten gewehrt, ihn weggestoßen haben und weggegangen sind.“ Nach dieser Ermutigung nickt Jan, orientiert sich, sieht sich die Sammlung positiver Symbole an und wählt eine Figur, die er einmal in einer psychosomatischen Klinik aus Ton gestaltet hat: ein Junge, der beide Hände abwehrend ausstreckt. „Vorher war ich immer wie erschlafft, der Trainer war ja eine Vaterfigur für mich, und erst wusste ich gar nicht, was mir geschah, und später war ich immer wie erstarrt, wenn er mich in einer Ecke erwischte und auf die Knie drückte. Aber hier“ – er deutet auf die Stelle auf der Lebenslinie, als er 15 war und wo jetzt die Figur des abwehrenden Jungen steht – „konnte ich endlich die Kraft aufbringen, ihn zurückzustoßen." – „Und dass Sie nie wieder hingegangen sind, ist das nicht auch eine besondere Qualität?" frage ich. „Naja, da bin ich nicht wieder hin, aber trotzdem ist es danach noch passiert. Mit anderen. Ich glaube, ich habe die Warnzeichen einfach nicht gemerkt." – „Ja, das ist sicher so gewesen, trotzdem frage ich Sie: Ist es nicht auch eine gute Sache gewesen, nie wieder zum Schwimmunterricht zu gehen, also nicht mehr das Risiko einzugehen, diesem Mann wieder in die Hände zu fallen?" Jan überlegt und meint dann ruhig: „Ja, da haben Sie recht. Das hab ich noch nicht so gesehen, aber das stimmt. Auch später, wenn etwas Schlimmes passiert ist, habe ich es immer geschafft, da nie wieder sein zu müssen. Hab zwar nicht sagen können, was war, dazu hab ich mich viel zu sehr geschämt. Aber ich hab immer dafür gesorgt, dass ich da nie wieder hin musste." Er überlegt und findet eine Postkarte mit einem Satz von Paolo Coelho. „Ich glaube, das ist aus dem Buch *Der Alchemist,* das mochte ich immer." Auf der Postkarte steht: „Alles, was einmal passiert, kann nie wieder passieren. Aber alles, was zweimal passiert, passiert bestimmt auch ein drittes Mal." – „Jetzt weiß ich, warum ich die Karte aufgehoben habe", sagt Jan nachdenklich. „Das stimmt in beide Richtungen. Als Warnung: Mach das nicht noch mal, geh da nicht wieder hin, sonst geht das weiter. Und als Wahrheit: Es ist, wenn auch mit anderen, doch immer wieder passiert. Und hat sich sogar ausgeweitet. Heute kann ich noch nicht mal mehr auf eine öffentliche Männertoilette." – „Was sagt Ihr Körpersymptom gerade dazu?" frage ich. „Es jault mal auf, aber beruhigt sich auch wieder." Jan tastet mit der Hand nach seinem Mund. „Juckt, aber kein Bläschen. Mal sehen …"

„Ja, lassen Sie uns mal sehen, ob das mit elf tatsächlich das erste Mal war. Sie sind jetzt in der Zeit immer weiter zurück gegangen. Wenn Sie jetzt noch mal sicherheitshalber einen Stein in die Hand nehmen …" Jan nimmt einen kleineren Stein, wiegt ihn in der Hand, schaut konzentriert auf den imaginären Bildschirm und nickt. „Ja, ich bin jetzt sicher. Ich muss so drei oder noch kleiner gewesen sein. Da hab ich was in den Mund gesteckt – so was Glibberiges, das sich plötzlich bewegt hat, eine Schnecke oder so was. Ja genau, das seh ich jetzt. Irgendwas ausgebuddelt draußen auf dem Rasen. Meine Mutter sah das und kam mit entsetztem und angewidertem Gesichtsausdruck angerannt, puhlte mir das aus dem Mund – auch das war eklig – und zwang mich, das auszuspucken. Sie schüttelte sich, hat mir sogar eine Ohrfeige gegeben, und ich war total geschockt. Dann hat sie noch was gesagt wie ‚Davon kriegt man Würmer' oder so." Jan schüttelt langsam den Kopf: „So ein Quatsch, aber ich glaube, danach hab ich den ersten Ausschlag gehabt."

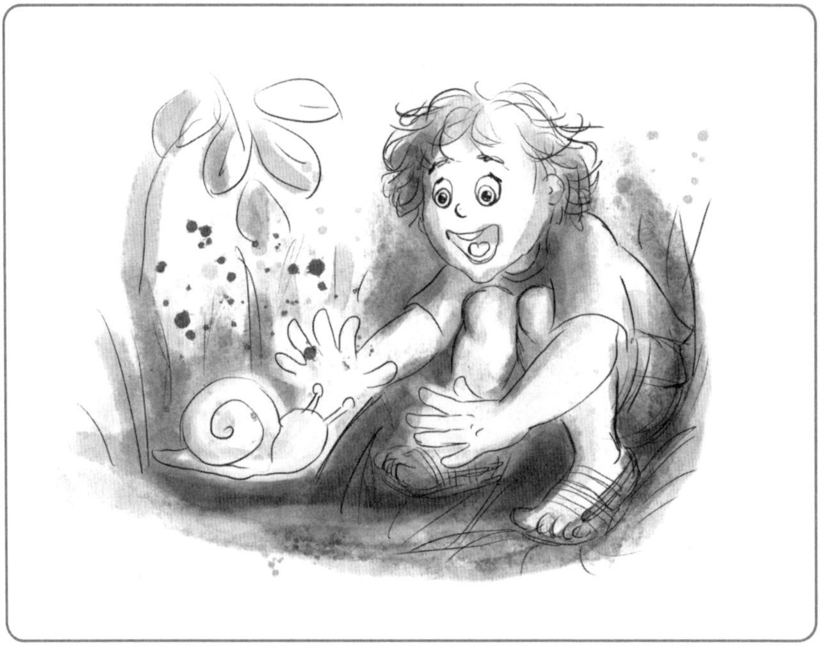

Er lässt das „Standbild“ der Situation mit dem Blick nach unten gleiten, legt den Stein hin, immer noch kopfschüttelnd. Meine Frage, ob er irgendetwas daraus trotzdem gelernt oder entwickelt habe, überrascht ihn. Er überlegt. „Nein. Oder doch. Ich hab gelernt, alles, was ich neu ausprobiere, erst mal heimlich für mich alleine zu machen, wenn keiner zuguckt. Das ist gut – aber auch schlecht, weil das später mit dem Schwimmlehrer – da hatte ich kein Zutrauen zu meiner Mutter. Zu meinem Vater sowieso nicht, der kam immer nur abends müde nach Hause und wollte seine Ruhe haben …“ Also müssen wir das Gute – erst einmal etwas allein ausprobieren, was Jan tatsächlich als eine seiner guten Eigenschaften sieht – vom Schlechten trennen: kein Vertrauen zu den nahen Menschen – bis heute nicht. Auch seiner Freundin konnte Jan bislang nichts von seinem Ekel erzählen und immer versucht er, seine Ekelbläschen vor ihr zu verstecken. Für die gute Eigenschaft nimmt er ein Schneckenhaus. Ist das stimmig für ihn, schließlich hat er als Kind eine Schnecke …? Ja, meint Jan, ein leeres Schneckenhaus sei was Schönes, er habe mehrere davon, und eins legt er jetzt weit vorn an die Lebenslinie. An noch frühere Ekelerfahrungen kann sich Jan nicht erinnern.

„Gab es das Symptom schon früher in der Familie?" – Transgenerationales Thema beim Vater, bei der Mutter oder anderen

„Jetzt frage ich Sie noch etwas, Jan, was Sie vielleicht verwundert: Dieses Ekelgefühl und den Ekelausschlag, also die Körperreaktion dazu oder danach – hatten Ihre Eltern das auch, oder haben Sie das als Erster gehabt?" Jan beugt sich vor und sieht mich überrascht an. Dann lehnt er sich wieder zurück, schaut auf den Anfang der Lebenslinie und meint schließlich: „Meine Mutter. Das ist ja ein Ding. Ja, natürlich. Meine Mutter hat sich vor allem Möglichen geekelt, und ich dachte immer, auch vor mir. Sie hat mir erzählt, ich hätte als Baby immer so gekötzelt und ihr auch mal den Brei ins Gesicht gespuckt, und ihr Bauch wäre ganz verschrumpelt nach meiner Geburt. Und sie hat immer alles wie wild geschrubbt. Und hat mal gesagt, dass sie nur zweimal mit meinem Vater geschlafen hat, weil sie zwei Kinder wollte, mich und meine Schwester. Ja, ich glaube, Sex fand sie auch eklig. Und sie hatte auch körperliche Reaktionen. Mal hatte sie die Hände voller Ekzeme, ich dachte vom Schrubben oder so. Ich kann mir vorstellen, dass sie deswegen keine Männer mochte, weil sie selbst auch was Schlimmes erlebt hat. Aber ob das tatsächlich so war, das weiß ich nicht." – „Kann es sein, dass Ihre Mutter das mit dem Ekeln auch schon hatte, als es Sie, Jan, noch gar nicht gab?" – „Ja, muss wohl, wenn sie sagt, dass sie nur zweimal Sex hatte, nur um Kinder zu kriegen." – „Können Sie ein Foto aus dem Fotoalbum sehen, wo Ihre Mutter noch jünger war? Zu einer Zeit, als Sie noch gar nicht auf der Welt waren, und Ihre Mutter auch schon dieses seltsame Ekelgefühl hatte?" Jan starrt auf die Wand, blättert innerlich im Familienalbum: „Ja, das Foto von meiner Mutter im Hochzeitskleid. Da sah sie schon so aus, als ob sie dachte: ‚Ich weiß nicht, ob ich das schaffe, mit dem Mann ins Bett zu gehen.' Sie hat mir nämlich erzählt, dass sie als Jungfrau in die Ehe gegangen ist, ihre Eltern waren strenggläubig …"

Jan speichert das Foto ab und legt einen Stein vor seine Lebenslinie. „Haben Sie denn auch etwas Positives, das Sie mit Ihrer Mutter verbinden? Vom Aussehen her oder was Eigenschaften angeht? Oder bestimmte positive Erinnerungen?" – „Ja natürlich. Meine Mutter liebte Swingmusik, sie hat mit mir zusammen bei Frank-Sinatra-Songs mitgesungen. Ich habe außerdem ihre Augen. Und sie ist ehrgeizig. Und sportlich. Das bin ich auch." Ein Schallplattensymbol; ein rasch gemaltes Bild von einem blauen Auge, mit der Unterschrift versehen: „Deine blauen Augen machen mich so sentimental" und ein Herz darüber für seine Liebe zu seiner Mutter; eine kleine Hantel, die er selbst mitgebracht hat sowie ein Notizbuch als Symbol für den Ehrgeiz – alles landete neben dem Stein, der die Belastungen der Mutter symbolisiert.

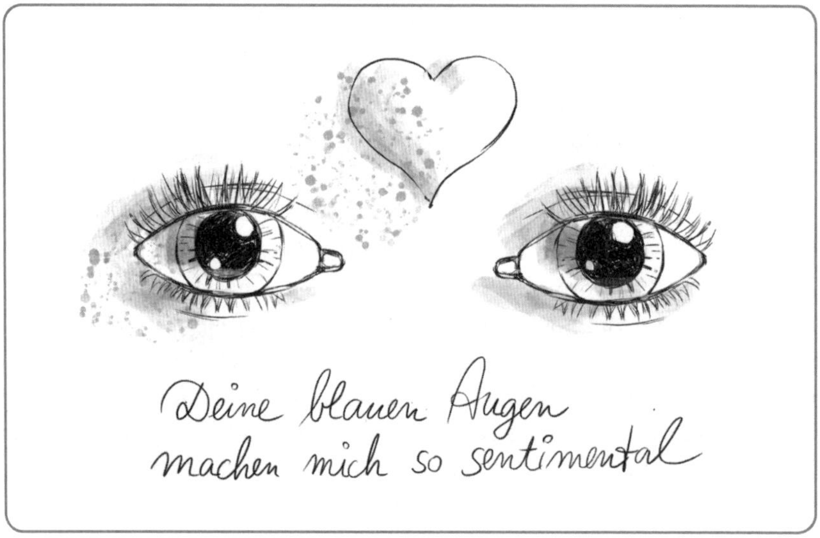

„Und was ist mit dem Vater? Hatte er auch diesen Ekel, den Sie kennen, eventuell auch den Ausschlag?" Jan überlegt. „Nein. Man Vater war – er ist schon vor fast zehn Jahren gestorben – eher so ein Holzklotz. Oder so eine Art Autist. Ich glaube, er konnte mit uns Kindern auch nichts anfangen. Und vermutlich war er ganz froh, dass seine Frau nur zum Kinderkriegen Sex mit ihm haben wollte. Der war so in sich und in seine Arbeit als Mathematiker zurückgezogen – der wäre auch ohne Familie zufrieden gewesen. Aber Ekel – nein, glaube ich nicht." – „Und wenn Sie weiter in die Generationen davor schauen? Bei der Mutter zum Beispiel?" – „Also, was sie uns Kindern vermittelt hat, ist, dass Sex schmutzig und böse ist und man das nur tut, um Kinder zu kriegen. Das hat sie sicher auch von ihren Eltern. Die Großmutter ist am Ende des Zweiten Weltkriegs mit einem Treck aus Ostpreußen gekommen und hat nur manchmal schaudernd erzählt, dass es da entsetzlich zugegangen sein muss. Auch mit Vergewaltigungen. Und ich glaube, mein Opa. Der war so ein Schleimer. Der hat vielleicht was mit meiner Mutter …, aber das weiß ich nicht. Die Großeltern haben sehr spät Kinder bekommen, waren superstreng. Sie gehörten so einer evangelischen Freikirche an, und auch die Geschwister meiner Mutter haben alle sowas, wie soll ich das sagen, Weltfremdes und Verklemmtes. Ja, da kann Ekel schon eine Rolle gespielt haben, und dass man sich nicht nackt zeigt, war auch klar. Also körperfeindlich waren die alle. Und gleichzeitig so verklemmt lüstern oder so." In einem Schwall ist es aus Jan herausgekommen, und schon hat er sich gebückt, mehrere kleinere Steine vor den Stein seiner Mutter und weit vor seiner Lebenslinie gelegt. Und dabei hinzugefügt: „Und meine Mutter hatte auch immer ein Tübchen Blistex da liegen, wenn sie eine Blase an der Lippe bekam. Und sie hatte mal Gürtelrose. Sie hat erzählt, dass das von den Windpockenviren kommt, und dass ihre Mutter sogar zweimal Gürtelrose hatte. Ob das was damit zu tun hat, weiß ich natürlich nicht."

„Kann man dann sagen, dass das Ekelthema und die Empfindlichkeit der Hautreaktion ein Thema auf der mütterlichen Seite Ihrer Familie ist?" frage ich, als er sich wieder aufrichtet. Er sieht mich nachdenklich an. „Ja, darüber habe ich noch nie nachgedacht, aber das stimmt. Und wissen Sie, was mir gerade durch den Kopf geht? Sie hat mit ihrer Art auch dafür gesorgt, dass ich es auch bekam. Und zwar besonders beim Thema ungewollter Sex. Ich kann das natürlich nicht beweisen, aber ich glaube, so ähnlich war das bei ihr auch, und vielleicht sogar bei der Großmutter. Die haben natürlich nicht zu mir gesagt: ‚Los, ekel dich und dann krieg Ausschlag', aber es war sowas Atmosphärisches, und das hab ich, glaube ich, aufgenommen. Und als es dann wirklich eklig wurde beim Übergriff dieses Schwimmlehrers, da ging es dann auch bei mir voll los."

„Haben Sie denn auch etwas Positives von ihren Großeltern mütterlicherseits, das Sie würdigen könnten?" – „Doch, die Oma hat wunderbaren Kuchen gebacken. Und der Opa hat Gedichte gelesen, was in den Augen der anderen zwar komisch war, aber ich mochte das. Dieses Weiche, das er hatte, auch wenn alle das unmännlich fanden, das war schon ein Vorbild für mich: Ein Mann darf auch weich sein und Gedichte lesen." Für seine „Kuchen-Erlebnisse" kommt ein kleines Kuchensymbol neben den Stein für die Oma, und ein mitgebrachter Band *Deutsche Gedichte* sowie ein weiches Halstuch kommen neben den Stein für den Opa.

„Und auf der väterlichen Seite gab es das nicht so mit dem Ekel?" frage ich. – „Nein. Da war so ein Abgeschaltetsein und sowas Hartes, Unnahbares. Ich würde sagen, meine Schwester schlägt nach ihm, die wurde mir immer vorgehalten. Wir haben uns oft darüber unterhalten, dass in gewisser Weise sie der Junge und ich das Mädchen war. Mann, was bin ich froh, dass wir damals dieses Transthema noch nicht hatten, sonst wären wir so zwischen 13 bis 19 wohl beide gefährdet gewesen, uns umzuorientieren. Heute ist sie glücklich verheiratet und hat zwei Kinder, die auch völlig verschieden sind. Ich will gern meine Freundin heiraten und wir planen auch Nachwuchs, aber ich habe mir vorgenommen, erst mal meine Macke loszuwerden. Denn das will ich auf keinen Fall an mein Kind weitergeben." Das letzte sagt er leise mit zusammengepressten Lippen.

Ich beglückwünsche ihn zu dieser guten Entscheidung und frage: „Wollen Sie das Thema des Anerkennens jetzt noch machen – oder lieber beim nächsten Mal?" Jan entscheidet sich fürs nächste Mal, fotografiert seine Lebenslinie mit allen Steinen und positiven Symbolen. Ich habe meine Aufzeichnungen und verspreche, ihm beim nächsten Mal zu helfen, die Lebenslinie von vorn nach hinten durchzugehen, also angefangen bei seinen Großeltern und dann weiter bis zu seinem letzten Erlebnis vor wenigen Tagen. Das Thema, das wir erarbeiten wollen, lautet: „Das hat eine Auswirkung auf mich gehabt, und jetzt lasse ich es los." Den größten Teil der Arbeit habe er aber schon geleistet, tröste ich ihn. Dann versichere ich mich, dass er alle abgespeicherten inneren Bilder auf seinem dunklen Stick verstaut hat. Jan schüttelt Arme und Beine gründlich aus, legt noch einmal den bunten Stick auf die Erde und holt sein „Surferglück"-Bild auf den imaginären Bildschirm. Mit Hinweisen zum Atem und zu positiven Körpergefühlen helfe ich ihm, dieses noch einmal als stärkend zu erleben.

Nach etwa fünf Minuten ist Jan ruhig, seine Gesichtszüge haben sich entspannt, und er sagt zur Auswertung des heutigen Geschehens: „Das war echt eine Menge, aber richtig, richtig gut. Die Stellen, wo ich immer Bläschen bekommen habe, haben zwischendurch immer wieder gejuckt und auch mal fast weh getan, aber das Gefühl ist immer wieder weggegangen. Bin gespannt, wie es heute Nacht sein wird." Wir räumen das Seil und die Gegenstände sorgsam in eine Kiste und verabreden einen Termin in wenigen Tagen. Ich sage ihm, dass er wirklich stolz auf sich sein könne, er bedankt sich und geht.

Auswirkungen und Gefühle anerkennen

Wenn es bei den Vorfahren war: „Das hatte eine Auswirkung auf mich". Bei etwas Eigenem: „So habe ich mich wirklich gefühlt." Negative Symbole beiseitelegen, positive wieder hinlegen.

Vier Tage später bin ich gespannt zu erfahren, wie es Jan ergangen ist. Er begrüßt mich freudig und erzählt, die „Bläschenstellen" auf seinem Körper hätten ab und zu gejuckt, es sei aber kein Ausschlag „ausgebrochen", was ihn enorm erleichtere. Er hat zwar eine leise Angst: „Hoffentlich kommt das nicht wieder, wenn wir drüber reden", ist aber bereit, den Prozess des Anerkennens mit mir durchzuführen.

Wir legen das Seil und die Symbole wieder so hin, wie auf Jans Foto dokumentiert. Ich hole meine Aufzeichnungen vom letzten Mal herbei, um ihm nachher zu soufflieren, falls er nicht mehr weiß, welches Symbol für welches Erleben ausgewählt wurde.

Zunächst genießt er das schöne „Surferglück"-Bild vom bunten Stick und seine sich inzwischen rasch einstellenden guten Körpergefühle. Dann „verstaut" er Bild und bunten Stick und legt nun den dunklen Stick auf den Boden an der Wand. Ich habe eine Kiste ohne Deckel neben ihn gestellt, und erkläre: „Wenn Sie die Steine aufheben, rufen Sie dazu bitte jeweils das Bild auf, das Sie abgespeichert haben. Sagen Sie dann laut einen Satz, der in Ihren eigenen Worten ausdrückt, dass Sie anerkennen, dass dieses Erlebnis etwas mit Ihnen gemacht hat. Dann legen Sie den jeweiligen Stein bitte in die Kiste und nehmen danach das Ressourcensymbol, das Sie neben den Stein gelegt haben, in die Hand und würdigen Sie bitte, dass da wirklich etwas Gutes in Ihrem Leben entstanden ist. Und alle positiven Symbole legen Sie bitte zurück an die Lebenslinie. Sie ahnen schon, was damit bezweckt werden soll: Die Steine werden einer nach dem anderen in die Kiste gelegt und an der Lebenslinie liegen am Schluss nur noch die schönen Symbole. Mögen Sie das jetzt mal machen?" – „O.k., Sie helfen mit, ja?", versichert er sich. „Ja, ich helfe Ihnen gern."

Er lächelt mich kurz an, holt tief Luft, geht bei dem deutlich vor seiner Lebenslinie liegenden Großmutter-Stein in die Hocke, nimmt ihn in die Hand, schaut auf die Bildschirmwand und sagt: „Boah, Oma, du hattest eine verdammt schwere Jugend, und das, was auf dem Treck passiert ist, war sicher ganz furchtbar für dich. Aber weißt du, das war DEIN Leben, DEIN Ekel. Der hatte aber eine Auswirkung auf mich. Und das erkenne ich an, ja." Er legt den kleinen Stein in die Kiste und nimmt dann das Kuchensymbol: „Ja, das hat immer sonntagsnachmittags so wunderbar gerochen, wenn wir die Oma besuchten. Ich mochte am liebsten den Streuselkuchen, wenn der noch halb warm war, hmmm." Er lächelt, legte das Kuchensymbol wieder an die Lebenslinie, und fragt: „Jetzt zur Mutter?" – „Nein, der kleine Stein davor, der liegt da für den Opa, von dem Sie annehmen, dass er ‚irgendwie schleimig' war mit der Oma." – „Ja, richtig, der Opa." Jan nimmt den Stein, schaut an die Wand, überlegt kurz und sagt dann laut: „Opa, irgendwas hat nicht mit dir gestimmt. Ich glaube, du warst irgendwie eklig für Oma, im Alter hast du auch nicht so gut gerochen, ich glaube, da war das noch schlimmer für die Oma, und die musste dich auch noch pflegen. Ja, und dass du so warst, das hatte eine Auswirkung auf mich. Ich hab mich auch ein bisschen vor dir geekelt." Jan legte den Stein in die Kiste, schüttelt sich kurz, meint „die arme Oma" und nimmt dann den Gedichtband in die Hand. Er schlägt ihn relativ weit vorne auf und liest aus einem Gedicht von Martin Opitz vor:

Ist Liebe lauter nichts / wie daß sie mich entzündet?
Ist sie dann gleichwol was / wem ist ihr Thun bewust?
Ist sie auch gut vnd recht / wie bringt sie böse Lust?
Ist sie nicht gut / wie daß man Frewd' auß jhr empfindet?

Ich weiß nicht was ich wil / ich wil nicht was ich weiß:
Im Sommer ist mir kalt / im Winter ist mir heiß.

„Ja, so war er, der Opa", lacht Jan. Klappt das Buch zu, legt es wieder vor seine Lebenslinie, nimmt das Halstuch in die Hand, wiegt es ein wenig und meint, mit Blick auf seinen imaginären Wandbildschirm, wo er das Bild seines Opas aufruft: „Trotz allem war es gut, dass ich dir, Opa, begegnet bin. Ich durfte oft einfach bei dir sein, du hast mir Gedichte vorgelesen, und du hast immer in dein Hemd ein Halstuch gesteckt, das hat mir als Kind gut gefallen, und das mache ich heute auch manchmal."

Er legt das Halstuch wieder hin und nimmt mit spitzen Fingern den Stein, von dem er weiß, dass er dort für das Schwere mit seiner Mutter liegt. „Das Hochzeitsbild", erklärt er zu mir gewandt und sieht dann wieder auf die Bildschirmwand. „Mama, du hast mir echt zugesetzt. Du hast dich oft geekelt, sicher vor Papas Berührungen, aber irgendwie auch vor mir." Er will den Stein schon ablegen, da erinnere ich ihn daran: „Möchten Sie nicht sagen, was das mit Ihnen gemacht hat, Jan?" Er zögert, wendet sich wieder der Wand zu, den Blick gesenkt und meint: „Das ist echt schwer, aber ich versuch's." Ein, zwei tiefe Atemzüge, dann der Blick zurück zur Wand: „Ich hab gespürt, wie unglücklich du warst, aber ich hatte keine Chance, dir nah zu sein, Mama. Du mochtest mich nicht nah haben, und das hat, das hat … das war sehr schlimm für mich. Du hast deinen Ekel, deinen Lebensekel, mir rübergegeben, und das war das Einfallstor für das, was ich später an Problemen bekommen habe." Jetzt weint Jan, wirft den Stein in die Kiste und nimmt mein ihm gereichtes Taschentuch. „Ich könnte jetzt mit der Szene mit der Schnecke weitermachen, darf ich?" – „Gern", meine ich. Die positiven Symbole für seine Verbindung zur Mutter können wir auch danach würdigen. Er nimmt den dicken Stein und ruft sein Bild auf, wie seine Mutter ihm als etwa Dreijährigem mit verzerrtem Gesicht die Schnecke aus dem Mund gefischt und ihn geohrfeigt hat. „Das war so, so so eklig. Das Ding im Mund – und dann ihre Finger, ihre Aufregung, ihr verzerrtes Gesicht. Ich war total gelähmt, geschockt, ich hab mich so geschämt danach und hatte das Gefühl, ich bin total schlimm. Ja, ich hab gedacht, dass ICH eklig bin. Das Gefühl hab ich dann bei den Übergriffen später auch immer gehabt. Nicht, dass DIE etwas Ekliges mit mir machen, sondern dass ICH eklig bin! Das war echt widerlich, Mama, das war richtig schlimm." Jetzt ist Jan eher zornig als verzweifelt, und ich bestärke ihn: „Genau, das war überhaupt nicht in Ordnung, dass Ihre Mutter so mit Ihnen umgegangen ist." Jan nickt bestätigend. Er legt den dicken Stein in die Kiste, klopft sich die Hände ab, schüttelt die Arme aus, auch die Beine und atmet einige Male tief durch.

„Sind Sie bereit, jetzt auch die positiven Verbindungen zu Ihrer Mutter zu sehen, oder brauchen Sie noch etwas Zeit?" frage ich. „Nee, geht schon. Ja, das stimmt, Jazz war unsere gemeinsame Freude, da blühte sie immer auf und ich durfte bei ihr sein, wir haben zusammen gesungen, den Rhythmus auf die Tischplatte geklopft, manchmal auch getanzt. Das war schön." Das Schallplattensymbol wandert wieder neben die Lebenslinie, ebenso die kleine Hantel: „Ja, das kann ich gut anerkennen: Du hast immer darauf geachtet, dass wir uns viel bewegt haben, Sport gemacht haben." Das Notizbuch: „Oh ja, der Ehrgeiz, den hatten beide Eltern. Es gab immer was zu lernen: Sprachen, neue Job-Anforderungen, Quizsendungen im Fernsehen, da ging es immer darum, wer als erstes die Antwort wusste.“ Als es um seine Zeichnung geht, mit dem handschriftlichen Zusatz: „Deine blauen Augen machen mich so sentimental“ und dem gemalten Herzen, da presst Jan wieder die Lippen zusammen: „Immer Sehnsucht nach der Nähe zu ihr gehabt. Hab ich heute auch oft nach meiner Freundin, aber die ist glücklicherweise sehr verschmust, das tut mir gut. Da bin ich es, der sich zurückzieht, wenn ich diesen Ekelausschlag habe. Aber ja, Mama, ich hab dich sehr lieb. – Vielleicht muss ich ihr das wieder mal deutlich sagen“, meint er zu mir gewandt, „ich hatte immer so ein zwiespältiges Verhältnis zu ihr, weil ich ihr unbewusst schon übelgenommen habe, dass sie mich nicht so lieb hatte wie meine Schwester. Aber ich sehe jetzt, dass sie total in sich gefangen war, und für ihre Verhältnisse gibt sie sich schon Mühe mit mir. Vor allem, seit ich aus dem Haus bin.“ Bei dem Zusatz lacht Jan und legt den Zettel vorsichtig an die Lebenslinie zurück.

Danach will er erst einmal etwas trinken und eine kurze Pause machen, denn er weiß, dass jetzt der schwierigste Part kommt: Die sexuellen Übergriffe durch den Schwimmlehrer ab dem Alter von elf Jahren. Nach der Pause frage ich Jan, ob er erst noch einmal sein Ressourcenbild aufrufen will, und er meint, das sei nicht nötig. Er bückt sich, greift zum schweren Stein, schaut auf die Wand und sagt zum abgespeicherten Bild: „Ich war sofort gelähmt. Jetzt weiß ich, dass ich bei diesem Überfall, als er mir sein Ding in den Hals würgte, absolut geschockt war, wie damals bei der Situation mit meiner Mutter. Es war total eklig. Vorher war er immer so nett gewesen, und ab da hat er mich auch immer währenddessen so hasserfüllt angeschaut und so weggestoßen danach.“ Jan ringt nach Luft, dann ruft er: „Du Schwein, du hat mich vergewaltigt! Du bist schuld. Ich konnte überhaupt nichts machen! Du hast mich so, so besudelt, so beschmutzt, so beschämt, und das immer wieder. Ich hab dich bewundert und gemocht, und du hast das ausgenutzt. DU solltest dich schämen, nicht ich!“ – Dann fügt er resigniert hinzu: „Ich hab ihn später anonym angezeigt, aber das hat nichts geholfen. Der war total angesehen im Schwimmclub.“ Er legt den Stein ab, geht zurück zur Lebenslinie und zu der Tonfigur mit dem Jungen, der die Hände abwehrend ausstreckt. Er nimmt sie in die Hand, schaut darauf und sagt: „Das war gut, dass ICH ihn dann wegstoßen konnte mit 15, das war richtig gut.“ – „Würden Sie sagen, das haben Sie gut gemacht?“ – „Ja, das hab ich gut gemacht, als ich endlich stark genug war. Er muss es in meinen Augen gesehen haben, dass ich da bereit war, ihn umzubringen, wenn er mich noch einmal anpackt. Da hat er sich abgewandt und ist weggegangen. Und ich bin auch weggegangen …“ Er bückt sich und stellt die Figur wieder ab, nimmt die Postkarte mit dem Coelho-Zitat in die Hand, „weil ich wusste, dass das stimmt. Es würde immer wieder so sein, wenn ich nicht die Kraft hätte, wegzukommen davon.“ Nachdenklich legt er die Postkarte wieder an die Lebenslinie.

Ein positives Symbol finden, das in der nächsten Zeit besonders gewürdigt wird

Alle weiteren Steine sind rasch aufgehoben, die Bilder der Übergriffe durch die Jungen und Männer aufgerufen, Jan sagt, er erkenne an, dass dies passiert sei und dass es schlimm war und legt die Steine in die Kiste. Alle weiteren Ressourcensymbole nimmt er eins nach dem anderen in die Hand, würdigt sie, legt sie wieder zurück. Beim letzten Mal angekommen, beim Ekelausschlag nach dem Besuch der öffentlichen Toilette, sagt Jan: „Das ist alles schlimm gewesen, aber es war eine Folge von dem da vorn. Ich bin immer wieder weggegangen, hab mich entzogen. Das werde ich wohl auch weiterhin machen. Wenn möglich, werde ich mich gut schützen. Aber ich will mir die Schwimmbäder wieder erobern." Zum Schluss nimmt er den bunten Stick in die Hand und ruft das Surferglück-Bild wieder auf. „Das bin ich", sagt er. „Das bin ich wirklich. Ich muss gut auf meinen nackten Körper aufpassen, wenn ich mich im Kontakt mit Männern entblöße. Aber das bin ich, mit dem guten starken Körpergefühl. Das Wasser ist mein Element. Und ich lass mir das nicht nehmen."

Zum Schluss frage ich Jan nach seinem Körpergefühl an den Stellen, an denen er bislang „Ekelbläschen" hatte. „Wie letztes Mal: Es hat zwischendurch gejuckt am Bauch und um den Mund. Am stärksten, als ich mir das mit dem Schwimmtrainer noch mal klargemacht habe, was das für mich bedeutet hat. Da hatte ich ein Gefühl, als ob sich alles um den Mund und am Bauch zusammenzieht. Aber jetzt ist alles ruhig und o.k., vom Gefühl her."

Wir schauen uns noch einmal die Kiste mit den abgelegten Steinen und seine Lebenslinie an, an der jetzt nur noch die Ressourcensymbole liegen. „Das sieht schön aus", meint Jan. Und ich frage ihn:

„Gibt es ein Symbol, das Sie in der nächsten Zeit ein wenig mit sich herumtragen möchten, um sich daran zu erinnern, dass das eine besondere Qualität von Ihnen ist?" – „Den bunten Stick natürlich, obwohl – den brauch ich gar nicht mehr, das Bild und das gute Körpergefühl sind gut verankert." Jan schaut alle Symbole noch einmal durch, und dann bückt er sich nach dem Zettel mit dem gemalten blauen Auge, dem Herzen und dem Songzitat: „Deine blauen Augen machen mich so sentimental." Und meint: „Die blauen Augen hab ich ja von meiner Mutter. Und die Liebe, die hab ich nie verloren für sie. Ich nehme das mit als meine gute Verbindung, jetzt wo ich verstanden habe, was immer zwischen uns war und das abgelegt habe. Ich werde ihr sagen, dass ich es schwer fand als Kind, weil sie es offenbar auch schwer mit mir hatte. Aber wir haben uns jetzt freier lieb, wo ich sie nur noch selten sehe. Jetzt kann ich, glaube ich, ihr sagen, dass ich sie liebe. Sie ist sehr krank und ich weiß nicht, wie lange sie noch lebt. Aber das habe ich im Gefühl, das sollte ich ihr sagen. Vielleicht schenke ich ihr das Bild", meint er lächelnd, „'n bisschen, ja eben: sentimental, aber vielleicht versteht sie es, mal sehen, ich weiß noch nicht, ob ich das mache. Aber ich trage den Zettel mal mit mir herum …"

Dann fotografiert er noch die Lebenslinie ohne Steine, aber mit den positiven Symbolen, nimmt den Zettel und die Sticks an sich („Den dunklen Stick lege ich in eine Dose und tue die gut weg, in ein Regal in meinem Arbeitszimmer"), und wir verabreden uns für ein Nachgespräch in zwei Wochen.

Sein Symptom ist nicht wieder aufgetaucht. Er findet, das sei eine „Intensivtherapie" gewesen und ist mit ca. 20 Therapiestunden zufrieden.

So kompliziert es anfänglich klingt: Der Aufwand, eine Affektkette gut vorzubereiten, kann sich lohnen, weil man danach unter Umständen eine so deutliche Verbesserung der Symptomatik erreichen kann, dass eine weitere detaillierte Durcharbeitung mit anderen Prozesstechniken vermutlich nicht mehr nötig ist.

Anders sieht es bei Menschen aus, die viel Vorarbeit benötigen, weil sie erst lernen müssen, ihre Symptomatik nicht nur anderen Menschen zuzuschreiben, sondern sich zutrauen, selbst Schritte zur Veränderung vorzunehmen.

Es folgt nun eine Affektkettenarbeit mit einer Frau Mitte 50, die, als wir die Affektkette machen können, schon sehr viel psychotherapeutische Arbeit für sich geleistet hat. Corinna, wie sie hier heißt, hat eine Kindheit mit einigen schlimmen Schrecken hinter sich und etliche Schicksalsschläge erlebt. Sie bezeichnet sich selbst als „komplexe Posttraumatische Belastungsstörung auf zwei Beinen". Daher ist die Arbeit mit ihr auch komplexer. Allein für die Durchführung der Affektkette benötigen wir einmal zwei und einmal anderthalb Stunden. Vorher wurde ihr die Affektkette theoretisch erklärt, sie hat verstanden, um was es geht und für sich angestrebt, diese Arbeit zu machen.

Den Faden in die Hand bekommen: Was genau ist der zu untersuchende Affekt? – Corinnas Affektkette

Corinna sagt, sie würde „innerlich kollabieren", und angesichts äußerer Widerstände möchte sie das nicht mehr. Ich frage sie – während sie einen Stein in der Hand hält, in den sie alle hineingeben kann, das „zu viel" ist – wo genau im Körper sie dieses innere Kollabieren erlebt. Sie tastet sich langsam vor: „Ein Druck auf der Kehle, auf der Brust, und es geht dann vom Gefühl her wie eine Spirale nach innen." Wir einigten uns als Kurzbegriff auf „diese Druckspirale nach innen". Dann frage ich sie: „Ist diese Druckspirale in Kehle und Brust verbunden mit einem Gefühl, also einer Emotion?" – „Ja, ich fühle mich dann so traurig-beschämt."

Auf die **Prozentfrage** antwortet Corinna, 20–30 Prozent seien „von heute". Sie möchte jedoch eher an den 70–80 Prozent „von früher" arbeiten, weil sie hofft, dass sich ihr heutiges Gefühl dadurch auch verändern könnte.

Weil es in ihrer Lebensgeschichte so starke und zahlreiche Belastungen gibt, will ich von Anfang an den Fokus auf Ermutigendes und Unterstützendes legen. Deshalb etablieren wir zuerst einen **Bildschirmschoner**, den sie bei Bedarf während unserer Affektkettenarbeit aufrufen kann. Sie entscheidet sich für eine schöne Urlaubsszene am Meer, auf der Insel Usedom. Ich lasse sie ausgiebig beschreiben, was sie sieht: das Glitzern auf dem Wasser bei tiefstehender Sonne, die Strandkörbe, die Seebrücke Ahlbeck und sie selbst am Strand … Bei der Schilderung entspannen sich ihre Gesichtszüge. Sie speichert in ihrer Vorstellung dieses Bild als Datei auf dem imaginären Laptop unter dem „Bildschirm". Dann übe ich mit ihr, die Stelle an der Wand (Bildschirm) wieder neutral zu sehen, wieder „von unten das Usedom-Bild heraufzuholen", dieses wieder in allen Farben zu sehen, es wieder „herunterrutschen zu lassen auf den Laptop" und die Stelle an der Wand wieder leer und neutral zu sehen. ***Für die KollegInnen:*** Es ist tatsächlich wichtig, dies mehrfach zu üben, weil es garantiert, dass die KlientInnen dann auch die belastenden Bilder auf dieselbe Weise vom Wandbild zum „unten abgespeicherten Bild" machen und das mit dem Bild verbundene affektive Geschehen auf dieselbe Art ausblenden können.

„Was kann dabei herauskommen, wenn wir gut gearbeitet haben?", ist eine Frage, die ich häufig stelle, bevor ich mit einer Klientin in die Tiefe gehe. Corinnas Blick wandert nach oben, hin und her, dann sagt sie: „Frei fühlen, aus dem Vollen schöpfen können, Spaß empfinden und eine tiefe innere Ruhe in mir – wie ich sie in der Natur empfinden kann." Und wir machen aus, später danach zu schauen, ob wir diesem Ziel nahe gekommen sind.

Innere Helfer aktivieren: Als ich Corinna frage, ob sie sich einen inneren Helfer / eine innere Helferin, ein Krafttier oder die innere Begleitung einer spirituellen Gestalt vorstellen will, kramt sie in ihren mitgebrachten Schätzen und holt einen Spielzeugadler heraus. „Der symbolisiert für mich das Beobachten, kraftvoll, oben aus der Luft, und er kann entspannt losfliegen."

„Gilt es, etwas Zartes, Verletzliches zu schützen?" „Ja, das Kleinste von mir, das Weiche, das will ich auf jeden Fall bewahren", meint Corinna. „Das kann unter den Flügeln des Adlers beschützt sein, während wir arbeiten." – „Bereit?" – „Ja."

Die Lebenslinie legen und Symbole bereithalten: Corinna hat zwei Kisten neben sich gestellt, eine mit zahlreichen Steinen auf die eine Seite, eine zweite mit bunten Gegenständen, kleinen und großen, auf die andere Seite, und vor sich die Lebenslinie ausgelegt. Rechts soll das Heutige sein, links die frühere Zeit bis zur Geburt. Vor sich hat sie eine freigeräumte Wand, an der ihr etwa 50 x 70 cm großer „Bildschirm" sein soll. Am Boden kann sie, ohne dass wir da etwas hinlegen müssen, einen Laptop mit unterschiedlichen Dateien imaginieren.

„Wann war es das letzte Mal?" Corinna nimmt einen Stein, blickt an die Wand und sieht, wie ein Kollege ihr zusetzt. Vor wenigen Tagen habe sie in der Firma einen guten Vorschlag gemacht, den, wie sie meint, zahlreiche Kollegen unterstützen. Ich frage sie, ob sie den Moment, in dem sie „den Inbegriff" der „Druckspirale in Kehle und Brust und des traurig-beschämten Gefühls" hatte, in einem Standbild festhalten könne, und zwar in dem Moment, an dem sie „das Bild scharfgestellt" habe. Sie konzentriert sich, atmet tief ein und aus, nickt. „Und können Sie das Bild jetzt bitte herunterrutschen lassen auf den Laptop in die Extradatei?" Ich sehe, wie der Blick rasch von oben nach unten, von der Wand zum Boden rutscht. Sie sieht mich an, wieder nickend, und ich frage sie:

„Haben Sie schon irgendetwas gelernt, etwas entwickelt oder etwas Positives daraus gemacht?" Ja, meint Corinna, sie habe es geschafft, ihre Position „wertschätzend" dem Kollegen gegenüber zu vertreten. Dafür legt sie einen grünen Stein neben den Klotz, den sie vorher auf dem Boden abgelegt hat. „Und ich bin für mich eingetreten, und daraufhin haben auch die Kollegen mich unterstützt, das hat mich tief berührt." Dafür wandert ein rotes Herz neben den grünen Stein. War es das? „Nein, ich hab noch etwas gefunden: den Entschluss ‚Jetzt gehe ich es an, und mache mit Ihnen diese Affektkette'." Ein kleiner orangefarbener Hokkaido-Kürbis aus ihrer Kiste der positiven Symbole wird herausgehoben und auch noch danebengelegt – als Symbol dafür, dass das eine ziemlich „große Sache" für sie ist, das jetzt anzugehen.

„Wann in den letzten Monaten trat der Affekt noch auf?" Corinna nimmt einen Stein in die Hand, starrt wieder an die Wand, überlegt; dann fällt ihr eine Szene ein: „Ja, das Gefühl war vor ein paar Monaten auch stark da. Da habe ich noch mal versucht, ein neues Studium anzufangen, hatte es mir so sehr gewünscht, mich beworben, und man signalisierte mir, ich hätte gute Chancen. Doch dann rief mich die Uni an und meinte, ich sei überqualifiziert und solle doch noch ein Jahr warten. Dieses Gefühl in der Kehle, das sich nach innen zum Solarplexus schraubte, weil ich so geblockt wurde, war da, und das Traurig-beschämt-Gefühl auch." Das „Foto" von dem Moment, als sie sich – von außen – am Telefon sieht, wie sie während des Telefonats den Affekt bekommt, wandert „nach unten", sobald sie es „scharf gestellt" hat, und sie bückt sich und legt den Stein neben die Lebenslinie. Nach einigem Zögern greift sie in ihre Schatzkiste und zieht eine große Muschel heraus: „Später konnte ich denken: Ich hab schon so viel geschafft. Ich kann mich noch mal neu entscheiden. Auch wenn da erst das schlimme Gefühl war, hab ich mich damit trösten können." Ich versichere mich, dass das wirklich ein tief in ihr verankertes positives Gefühl ist: „Ich habe schon viel geschafft", und als sie es bestärken kann, lade ich sie ein, die Muschel neben den Stein zu legen.

Möchte sie eine Pause? Nein, meint sie, ihr sei schon die nächste Situation eingefallen. Sie nimmt einen dicken Stein und starrt an die Wand: „Zur Abiturfeier sind meine Eltern nicht gekommen, und wir waren so arm, dass ich in alten, abgetragenen Sachen meiner Schwester dorthin musste. Ich sehe mich, wie ich dastehe und weiß: Ich hab das jetzt geschafft – und keiner feiert mit mir. Und der Spiraldruck war da, und das Traurig-beschämt-Gefühl auch." Corinna schluckt, Tränen schießen ihr in die Augen, und sie atmet tief durch. „Standbild – ab dafür", sagt sie, wendet den Blick kurz von der Wand nach unten, „weg damit. Und ich weiß, was Sie jetzt fragen: Ja, ich bin stolz auf mich, dass ich das Abitur geschafft habe, übrigens als Einzige in der Familie." Sie greift nach einer Fahrradklingel in ihrer Schatzkiste und legt sie neben den Stein. „Das hat mich beweglich gemacht. Ich konnte weg von zu Hause. Studieren. Hat lange gedauert, bis ich ein Auto hatte, aber am Studienort fühlte ich mich so frei, wenn ich mit dem Fahrrad durchs Städtchen fuhr …" Ein kleines Lächeln und eine entspanntere Stimme zeigen, dass sie ihre Ressource auch innerlich empfinden kann.

Kurzes Durchschnaufen, dann greift Corinna zu einem bunten weichen Ball. „Den brauche ich nachher." Sie legt ihn wieder hin und greift nach einem grauen Stein. Sie atmet ein paarmal ein und aus, dann wendet sie sich zu mir und sagt: „Mein Vater hat mich missbraucht. Von zwölf bis 28. Das war furchtbar und oft mit dem Druckgefühl und dem Traurig-beschämt-Gefühl verbunden." Ich sehe sie freundlich an, warte einen Moment und frage: „Welche Situation möchten Sie als Inbegriff all dieser Situationen als Foto abspeichern?" Sie schaut auf die Wand: „Die erste Situation. Mit zwölf." Presst die Lippen aufeinander. Einatmen, ausatmen, klick (durch ein kurzes Fokussieren des Blicks und ein Zusammenziehen der Augenbrauen angezeigt), und der Blick saust nach unten Richtung Boden. „Ich hab ja schon viel daran gearbeitet." Der Stein landete auf der Mitte der Lebenslinie zwischen ungefähr ihrem zwölften und 28. Lebensjahr. Der erneute Griff zum weichen Ball tut dann gut, das sehe ich. „Ich hab soviel Zartes trotzdem behalten können. Hab das immer in mir beschützt." Ihre Stimme bricht kurz ab. Dann legt sie den Ball behutsam neben die Lebenslinie.

„Aber jetzt denke ich daran, wie meine Mutter reagiert hat, als ich es ihr sagte, mit zwölf. Ich wollte nicht mehr zum Gutenachtsagen nach unten zu meinem Vater. Sie war erst sehr lieb und sagte: ‚Wie furchtbar, Kind, das tut mir so leid.' Dann drehte sie sich um und sagte mit fast militärischer Stimme: ‚So, und jetzt geh nach unten und sag deinem Vater gute Nacht!' Und ging an mir vorbei. Da ist das Gefühl extrem gewesen." Rasch greift Corinna nach einem Stein, speichert die Szene als Standbild ab, und zwar den Moment, als sie fassungslos mit dem Affekt rang, und legt den Stein neben den Abschnitt der Lebenslinie, der ihrem Alter von zwölf Jahren entspricht. „Komisch, meine Mutter wurde dement, sehr früh, und starb, als ich Mitte 30 war. Sicher kein Zufall. Ich glaube, sie hatte auch mehrere Seiten. Und die grausame hat leider sehr oft überwogen. Sogar als Vater starb und noch auf dem Sterbebett, als ich mich über ihn beugte, plötzlich an meine Brüste fasste, saß sie daneben und sah zu und sagte nichts. Sie hat es gewusst, es war ihr einfach egal." Nach dem Abspeichern der Szene und dem bewussten kurzen Wahrnehmen, wie ihr „Spiraldruck" und das Traurig-Beschämte auch dort von ihr Besitz ergriffen haben, legt sie einen Stein an die Stelle der Lebenslinie, wo sie ungefähr Mitte 30 war. Corinna kramt in ihrer Schatzkiste und holt eine Postkarte hervor, auf der ein Wohnmobil zu sehen ist und der Spruch „Mut tut gut". „Das war damals wichtig für mich: Wegkönnen. Das hat mich flexibel und innerlich sicherer gemacht."

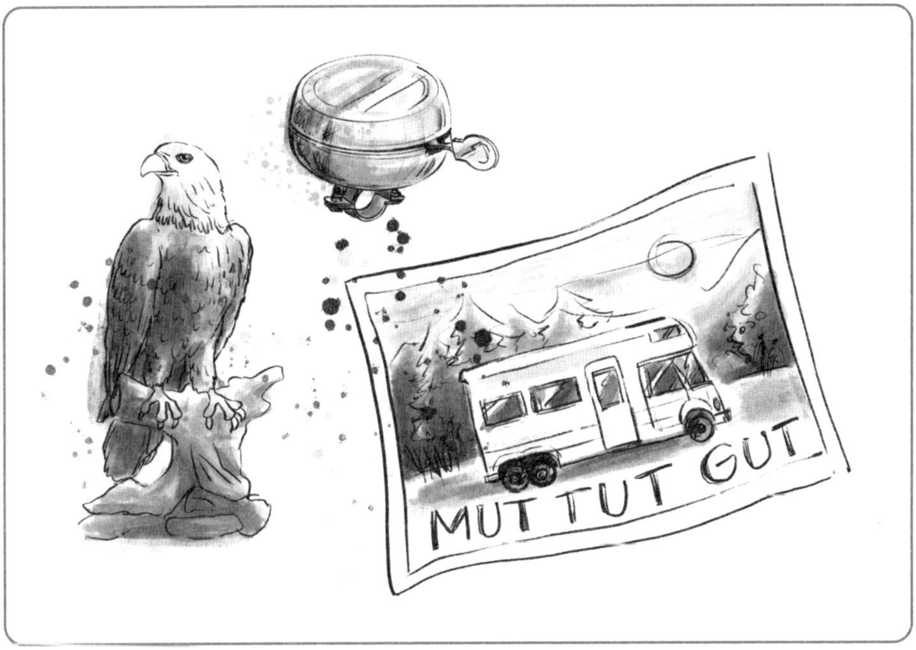

„Ja, und dann gibt es noch mehrere Szenen in der Kindheit, die mir jetzt einfallen. Mit acht, mit vier und mit zwei." Steine wandern für folgende Szenen an die entsprechenden Stellen der Lebenslinie:

„Mit acht hat mich meine Mutter plötzlich und ohne, dass ich erkennen konnte, warum, besinnungslos verdroschen. So schlimm, dass ich tagelang kaum sitzen konnte. Das Kippen vom Vertrauten in die Gefahr hat dieses Gefühl des Spiraldrucks ausgelöst, und ja, traurig und beschämt und sehr verwirrt hab ich mich da gefühlt." Als positives Symbol legt sie eine rot-weiße Brille daneben: „Ich wusste damals schon: Mit der Mutter stimmt was nicht. Ich muss gut aufpassen auf mich. Ach, und ich weiß jetzt, es hatte damit zu tun, dass ich mich als Prinzessin verkleidet hatte. Sie mochte mich nicht als Mädchen, ich war auch als Junge geplant, und dafür, dass ich ein Mädchen war, hat sie mich gehasst. Aber ich war und ich bin gern ein Mädchen!" Neben die rot-weiße Brille legt Corinna jetzt eine Postkarte, auf der Walt Disneys Minnie Maus mit rot-weißer Schleife und Kleidchen zu sehen ist.

„Mit vier musste ich mit einer Blutvergiftung ins Krankenhaus und operiert werden," – Corinna hält einen dunklen Stein in der Hand und starrt auf die Wand, wo sie den Bildschirm imaginiert – „und ich sehe mich da warten vor der OP, ganz allein, im Flur, auf einem braunen Stuhl. Da hatte ich das Gefühl auch." Jetzt geht es schon recht zügig: Bild abspeichern, Stein hinlegen, Griff in die Schatzkiste: „Geborgenheit, das ist es, was das Kind in mir braucht. Ich gebe es ihm heute, damals hätte ich es so sehr gebraucht. Aber ich kann dem Kleinen in mir Liebe und Geborgenheit geben, ähnlich wie ich das meinen Kindern gebe." Ein kleiner Teddy wird als Symbol neben den Stein gelegt.

Als ich zwei, nein, anderthalb war, da fuhren meine Eltern einfach für länger weg und verteilten uns Kinder irgendwohin. Ich kam zu Tante Gerda – und das war mein Glück. Aber das war mir nicht sofort klar und ich habe mich schrecklich verzweifelt und einsam gefühlt. Da war der Druck auch auf Kehle und Brust, ja und ich war ganz schlimm traurig." Ein Bild von einem Kleinkind, das im Dunkeln liegt, wandert nach unten, und kaum liegt der Stein, wird ein großer Teddybär aus der Schatzkiste hervorgeholt. „Tante Gerda war ein Glück, ein großes Glück. Sie mochte mich gern, hat mich verwöhnt und ich konnte immer wieder zu ihr. Sie hat mir vermutlich das Leben gerettet!" Corinna drückt den Teddy noch einige Sekunden an sich, dann setzt sie ihn neben die Lebenslinie, fast an den Anfang.

Jetzt suchen wir, ob es eine Zeit vor dieser Druckspirale gab. War es mit anderthalb das erste Mal, dass sie es so im Körper spürte? Corinna schüttelt den Kopf. „Nein." Sie nimmt sich einen Holzklotz und sagt, während sie auf die Wand schaut: „Ich war ein Notkaiserschnitt. Ich wäre da fast gestorben." Sie sieht das Bild eines Säuglings, der aus dem Bauch der Mutter geschnitten wird, speichert es ab, legt den Klotz an den Anfang der Lebenslinie und sagt: „Das Glücksgefühl war sicher da: Ich bin da, ich hab's geschafft! Meine Mutter hat mir erzählt, sie hätte kein Kind mehr gewollt, habe geschrien und gewimmert, als sie wieder schwanger war. Vater wollte ohne Rücksicht auf Verluste einen Jungen. Mutter deutete an, dass sie versucht hat, mich abzutreiben und im fünften Monat starke Blutungen hatte." Corinna schaut den Holzklotz an, der schon am Anfang ihrer Lebenslinie liegt und nimmt vorsichtig einige Gegenstände aus ihrer Schatzkiste: einen kleinen Holzscheit für „Ich bin da, ich hab's geschafft!", ein kleines Schäfchen und einen Kinderwagen für ihre zarte und trotz allem gedeihende Lebensfreude, und ein Bild von Beatrix Potter, das ein Kinderidyll zeigt, für ihre Art, sich immer etwas Schönes zu erträumen, auch wenn die Realität oft nicht danach war.

„Eigentlich war der Druck immer da", sagt Corinna. „Von allem Anfang an." – „Fing das mit dem Druck und dem Traurig-beschämt-Gefühl mit Ihnen an oder gab es das auch bei Ihren Eltern, bei Vater oder Mutter oder bei beiden?", frage ich. Jetzt sieht Corinna mich überrascht an. „Beide hatten das. Beide. Sie haben aber dafür gesorgt, dass ich es auch habe, und dann konnten sie sich überlegen fühlen. Für die Mutter war ich das Kind, das sie nicht mehr haben wollte, und für Vater das, was man sich einfach nehmen konnte." Zwei Steine wandern vor Corinnas Lebenslinie, und zwei Jugendbilder von Vater und Mutter werden abgespeichert. „Haben Sie denn auch etwas Positives von Vater und / oder Mutter, etwas, das auch Ihres geworden ist, im Guten?" frage ich. Corinna denkt nach. „Doch. Mutter war bescheiden, handfest und sich für fast nichts zu schade." Ein Fahrrad als Symbol für die Tüchtigkeit der Mutter und die Verbindung, die sie zu dieser Eigenschaft hat, wird neben den „Mutter-Stein" gelegt. „Und mein Vater war innovativ, locker, eloquent, weltoffen. Das hab ich von ihm." Eine kleine Weltkugel aus den Schatzbeständen kullert neben den „Vater-Stein".

„Ja, das ist ein Familienthema, das wird mir jetzt vollkommen klar, und es gibt in meinem Leben noch etliche Szenen, wo das vorkam, aber die wohl wichtigsten haben wir hingelegt", meint Corinna, als wir gemeinsam auf die Lebenslinie und alle Steine und Schätze, die daneben liegen, schauen. „Meine Eltern haben sich auch gegenseitig den Druck gemacht, und sie haben ihn mir – dem ‚überzähligen, irgendwie falschen Kind' weitergegeben. Meine Schwester und mein jüngerer Bruder – der dann auch noch kam, ganz am Schluss – haben mir immer zu verstehen gegeben, ich sei so ein Sonderling, und mit meinen Problemen wollten sie nichts zu tun haben. Ich habe viele Jahre Therapie gebraucht, um mich gut auf die Füße zu stellen, und jetzt kann ich auch diese Arbeit machen und sehen, wie dieses Geblockt-Gefühl entstanden ist."

Für das Legen der Affektkette haben wir zwei Stunden gebraucht, und deshalb rate ich Corinna, erst in der nächsten Stunde die „Anerkennung" zu machen, was sie durchaus erleichtert akzeptiert. Wir sichern also ihre Arbeit, der „Laptop" mit den gespeicherten Dateien darf bei mir in den Schrank wandern, und sie bekommt auf ihren Wunsch am nächsten Tag einen Termin für die restliche Arbeit an der Affektkette.

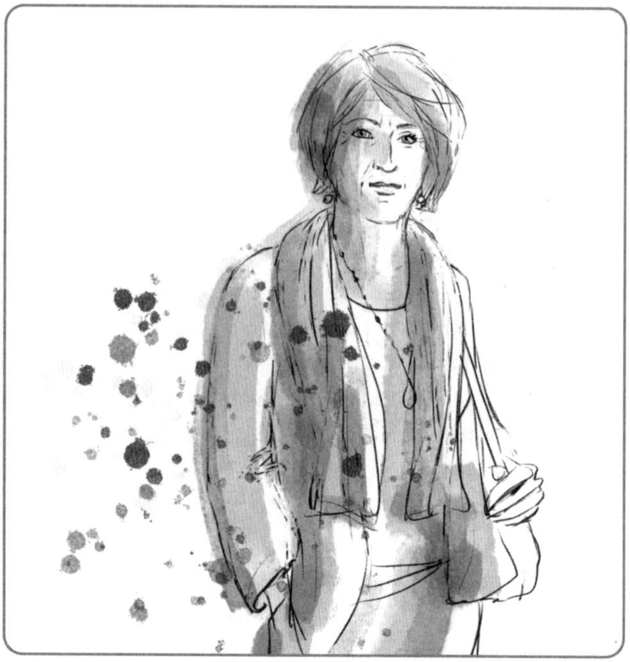

Am nächsten Tag sagt sie: „Mir sind noch tausend Sachen durch den Kopf gegangen. Nicht die, die ich schon gespeichert habe, die sind für mich wie abgelegt. Aber noch viele andere Szenen, wo ich mit meiner Lebensenergie und meinem Schwung plötzlich in Situationen war, wo jemand mich radikal ausgebremst hat. Ich hatte eigentlich immer das Gefühl, dass das an den anderen lag, nicht an mir, und trotzdem war diese nach innen sich drehende Druck-Spirale da und dieses Traurigsein in Kombination mit dem Sich-Schämen. Offenbar bin ich für den anderen dann nicht richtig. Und bei den Szenen mit meinem Vater: Ich wusste genau, dass das falsch ist, was er macht. Ich dachte nur, ich bin auch irgendwie falsch, dass er das darf. Und weil meine Mutter mich immer ausgeliefert hat – jeden Abend hat sie darauf bestanden, dass ich ihm ‚Gute Nacht' sage, und sie wusste sicher, was das hieß. Mehr und mehr habe ich deshalb gedacht, dass ich nicht in Ordnung bin. Und habe immer Angst bekommen, mich zu zeigen. Und wenn ich mich dann gezeigt habe und es hat mich jemand geblockt – dann war das Gefühl heftig."

Corinna hat schon so viel über ihr „Gewordensein" mit dem Affekt gelernt, dass ich sie fragen kann: „Mögen Sie jetzt einmal, angefangen bei Ihren Elternbildern und dann weiter bis heute, die Steine in die Hand nehmen, die Szenen aufrufen und dann sagen, dass Sie anerkennen, dass das etwas mit Ihnen gemacht hat?" Und so macht sie es, Schritt für Schritt. Stein für Stein und Bild für Bild werden abgelegt und zwischendrin wird jedes einzelne positive Symbol in die Hand genommen und wertgeschätzt. Am Ende frage ich sie, welches Symbol sie in der nächsten Zeit ein wenig mit sich herumtragen möchte, um es noch einmal ganz besonders wertzuschätzen. Sie wählt die Postkarte mit „Mut tut gut" und dem Bild des Wohnmobils. „Ich überlege gerade mit meiner Familie, wieder ein Wohnmobil anzuschaffen. Diese Freiheit, dass ich mit und ohne meinen Mann und die Kinder einfach an die See fahren kann, zum Beispiel nach Usedom, und die Natur genießen, das bringt mich runter und macht mich froh."

Was ist daraus geworden?

Monate später bitte ich Corinna, mir zu schreiben, wie sich die Arbeit mit der Affektkette bei ihr ausgewirkt hat. Hier ein Teil ihrer Antwort, etwas bearbeitet:

„Mir hat die Affektkettenarbeit SEHR GUT getan. Das Thema waren ja die Widerstände, die mir im Leben begegnen und mein Körpergefühl und Gefühl dazu. Ich fühle mich seit der Arbeit vor allem deutlich RUHIGER und mehr bei mir.

Mein Leben lang hat mich so ein Gefühl von innerem Gejagtsein begleitet / gequält. Das ist nicht ganz weg, aber doch sehr, sehr viel ruhiger. Seit so vielen Jahren versuche ich, mir den Dezember einigermaßen freizuhalten, um runterzukommen. Das ist mir nie gelungen, aber für den Dezember 2022 läuft es, bis jetzt, ziemlich gut. Ich bin selbst ganz erstaunt.

Nun arbeite ich ja schon sehr lange und intensiv an mir, z. B. an der Qualität,

- meine Grenzen rechtzeitig wahrzunehmen
- und für sie einzustehen.

Das ist über die Jahre auch schon viel besser geworden, das Thema begleitet mich weiter auf „höherem Niveau". Seit der Affektkette habe ich das innere Gefühl von mehr innerer FESTIGKEIT und STABILITÄT. Mit einer ganz neuen SICHERHEIT, außerdem mit innerer Ruhe oder / und auch Gelassenheit (anerkennen, was ist), habe ich mich nun z. B. gegenüber dem Kollegen abgegrenzt. Wegen der Verletzung bin ich nun weniger aufgeregt und klar in der Sache.

Meine Geschwistern haben mir nur Zughörigkeit gewährt, wenn ich gegeben, sie mir verdient habe … Dieses lebenslange Strampeln und den Widerstand bin ich so leid, dass ich mich auch hier eher mit Erleichterung und innerer Gelassenheit als mit Schmerz zurückziehe. DANKE ♥."

Sie sehen, es sind Themen zusätzlich aufgetaucht, es haben sich Themen (zum Teil) geklärt, verbunden, und die Begriffe, die Corinna gewählt und teils in Großbuchstaben geschrieben hat, gehören zu ihren neugewonnenen Schätzen. Die Affektkettenarbeit hat insgesamt dreieinhalb Stunden gedauert, und für die Mittfünfzigerin – die vorher schon viel an sich gearbeitet hatte und die sicher auch weiterhin und wieder Unterstützung für sich sucht – hat sie tatsächlich und durchaus zu ihrer Überraschung einiges verändert, was mich sehr freut.

AUSWERTUNGSBOGEN für die Affektkette

1. Kürzel und Kurzbeschreibung inkl. eventueller Diagnosen des Patienten / der Patientin bzw. des Klienten / der Klientin, mit dem / der gearbeitet wurde:
   Beispiel: *KL, männlich, 54 Jahre, K-PTBS, somatoforme Schmerzstörung, gegenwärtig mittelgradige depressive Episode*

   ____

   ____

   ____

2. Anlass für das Durchführen der Affektketten-Technik (z. B.: ein persistierendes Symptom soll verstanden werden, da es schon öfter im Leben hinderlich war).

   ____

   ____

   ____

3. Welcher Affekt (Psychophysiologie, also Körpersymptom plus evtl. Emotion plus evtl. Kognition) wurde ausgewählt?
   Beispiel: *Lähmungsgefühl in den Beinen / Ohnmachtsgefühl / „Ich werde nie mehr gehen können.“*

   ____

   ____

   ____

4. Anmerkungen zur Durchführung der Affektkette
   Beispiel: *KL. bringt eigene Symbole mit, Bilder abzuspeichern gelingt gut/weniger gut, Pausen nötig, wie wurde danach wieder angeknüpft? Etwas musste „übersprungen" werden – weil es zu belastend war; Kl. hatte wenige Ressourcenvorstellungen; das Anerkennen wurde auf die nächste Sitzung verschoben, da das Ende der Stunde erreicht war.*

   ____

   ____

   ____

5. Wie weit zurück reichten die Affekte bzw. gab es eine Szene „davor"? (Gab es transgenerationale Themen – welche? Wurden Lebens- oder Familienthemen oder andere Themen deutlich? Konnte KL. an die eigene Affektlage „davor" anknüpfen?)

   ____

   ____

   ____

6. Auswirkungen der Affektketten-Arbeit
   Sind Affektentstehung und -verlauf verstehbar geworden? Symptomveränderungen – welche? Auswirkungen auf den gesamten Arbeitsprozess mit KL?

   ____

   ____

   ____

Nachwort

Was ist das Selbst? Wer steuert es? Wie entscheiden wir uns, ob etwas, das wir wahrnehmen, auch wahr ist, also für uns eine Realität hat, die ich in diesem Buch „Stimmigkeit“ nenne? Denken kann man viel, innere Bilder können massenhaft vorhanden sein. Aber es ist die Körperresonanz, die uns Rückschlüsse darüber ermöglicht, ob wir etwas als real ernstnehmen müssen oder nicht, ob es also „stimmt“. Das habe ich auch in einer kleinen Studie für eine DGTD-Tagung im Jahr 2019 erfragt und in diese Ergebnisfolie gepackt:

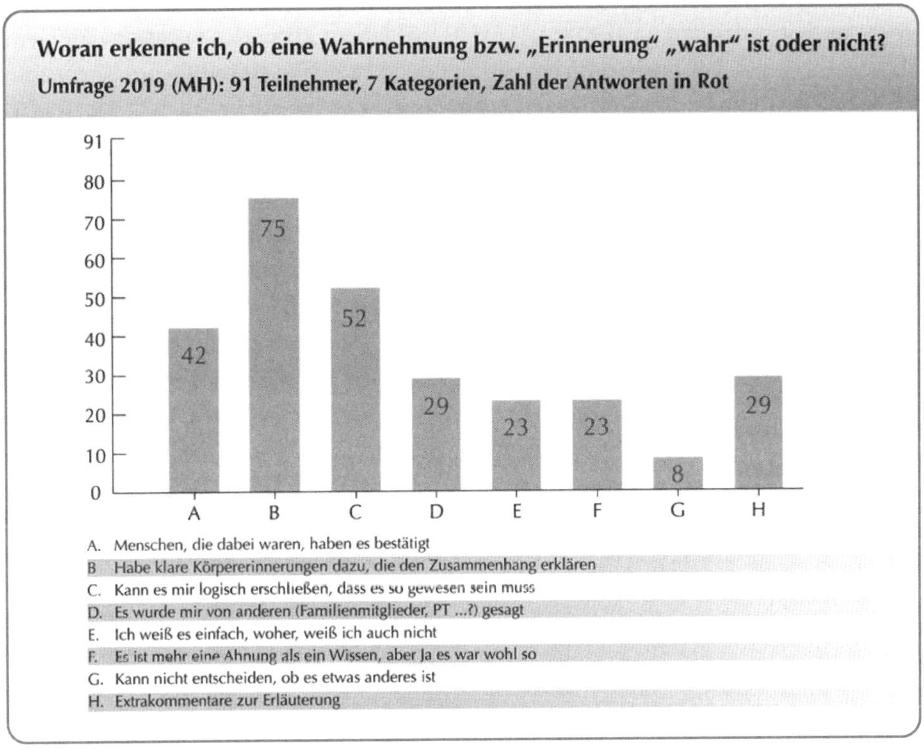

In diesem Buch habe ich mehrere Methoden vorgestellt, durch die man diese Form der Rückmeldung erhalten kann, ohne sie vorwiegend über unangenehme Körperreaktionen zu bekommen. Was „stimmt“ für mich? Was halte ich für falsch von dem, was ich denke oder fühle, oder wie ich mich verhalten habe oder verhalten will?

Von buddhistischen Traditionen bis zur modernen Kognitionswissenschaft hat man darüber nachgedacht, was das „Selbst" sein könnte, wie es in verschiedenen Kulturen wahrgenommen wird und was man neurowissenschaftlich dazu heute weiß. Auf Einladung des *Mind & Life Institute* fand im August 2022 eine interessante Unterhaltung statt zwischen Dr. Anne Carolyn Klein, Religionswissenschaftlerin und Lehrerin für buddhistische Traditionen (Rice University), und Dr. Anil Seth, Professor für kognitive und computergestützte Neurowissenschaften (University of Sussex). Letzterer meinte:

„Heutzutage sprechen wir über enaktive Kognitionswissenschaft, verkörperte Kognitionswissenschaft, erweiterte Kognitionswissenschaft – jede betont auf unterschiedliche Weise, wie Gehirn, Körper und Umgebungen eng miteinander verbunden sind. Dies sind sehr wichtige Entwicklungen, weil sie die Art und Weise, wie wir über das Selbst denken, umkehren. Anstatt mit einem körperlosen rationalen Geist zu beginnen, erkennen wir, dass ein rationaler Geist nie vollständig vom Körper getrennt ist. Antonio Damasio wies schon vor langer Zeit in seinem Buch *Descartes Irrtum* darauf hin: Ohne Input des Körpers, ohne eine Wertschätzung des körperlichen Kontexts treffen wir schlechte Entscheidungen."[2]

Und Anne Klein ergänzte: „Buddhisten haben ein sehr sensibles Verständnis des Körpers und viele ähnliche Vorstellungen von Emotionen, die im Körper sind. Wenn man über Wahrnehmung nachdenkt, ist der Körper auch am leichtesten für direkte Erfahrungen zugänglich, und zwar auf eine Weise, die sich von anderen Dingen unterscheidet."

Was sich alles verändern kann, wenn wir uns in größerer Achtsamkeit üben, hat Janina Röhrig auf meine Idee hin in diese beiden Bilder gepackt:

2 ↗ https://www.mindandlife.org/insight/the-nature-of-self/

Die mentalen Vorteile der Achtsamkeit

Achtsamkeit erhöht die Gyrifizierung des Gehirns (Faltung von Hirngewebe), dies ermöglicht dem Gehirn, Informationen effizienter zu verarbeiten – und bietet ein besseres Verständnis für die Stressoren des Lebens.

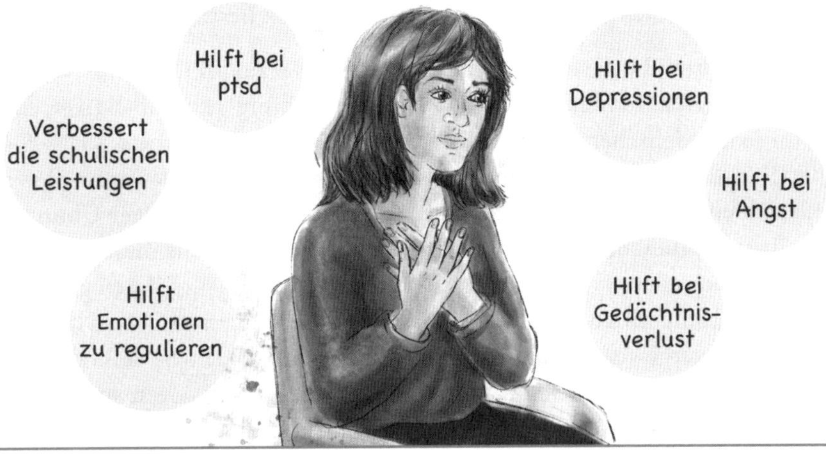
Hilft bei ptsd
Verbessert die schulischen Leistungen
Hilft Emotionen zu regulieren
Hilft bei Depressionen
Hilft bei Angst
Hilft bei Gedächtnis-verlust

Die körperlichen Vorteile der Achtsamkeit

Neben der Reduzierung von Stress und der Förderung der Entspannung legen Forschungsergebnisse nahe, dass **Achtsamkeit** stressinduzierte Entzündungen reduzieren kann, die zu vielen körperlichen Beschwerden beitragen.

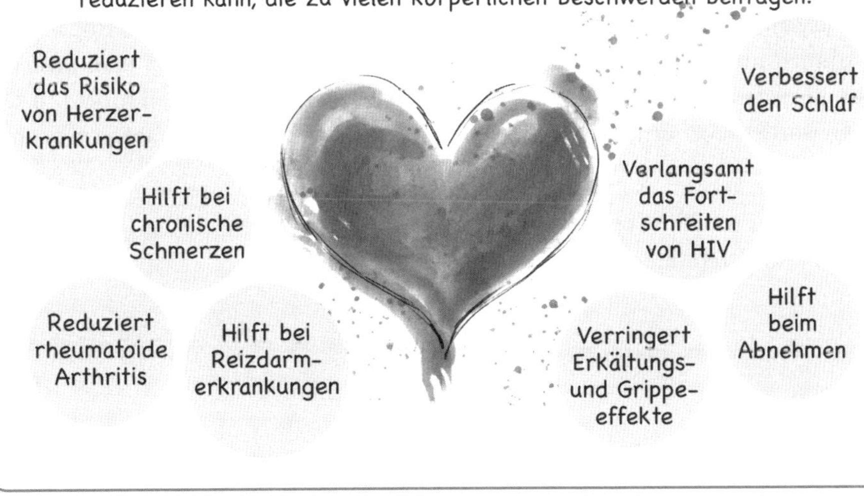
Reduziert das Risiko von Herzer-krankungen
Hilft bei chronische Schmerzen
Reduziert rheumatoide Arthritis
Hilft bei Reizdarm-erkrankungen
Verbessert den Schlaf
Verlangsamt das Fort-schreiten von HIV
Hilft beim Abnehmen
Verringert Erkältungs- und Grippe-effekte

In seinem 2020 auf Deutsch erschienenen Buch *Gewahr Sein* schreibt der amerikanische Psychiater und Neurowissenschaftler Daniel Siegel: „Für viele Wissenschaftler bleibt dieser Vorgang, wie Körperzustände als subjektive Erfahrungen innerhalb des Gewahrseins wahrgenommen werden, ein herausforderndes Rätsel. Ja, Körperprozesse könnten für das Gewahrsein des Geistes essenziell sein, wie viele Wissenschaftler behaupten. Doch *wie* das geschieht – der Weg der Moleküle und des Energieflusses zur bewussten Erfahrung – kann niemand mit Bestimmtheit sagen."

Es ist also – darin sind sich verschiedene Richtungen der Kognitions- und Neurowissenschaften sowie der Psychiatrie und Psychotherapie einig – ein subjektiver, einzigartiger, für jeden Menschen individuell verschieden erlebbarer Prozess, sich selbst so zwischen Körper, Gedankenwelt und Emotionen hin und her zu bewegen, dass man sich selbst in einer „stimmigen" Resonanz befindet. Es bedarf einiger Übung, und ich habe Ihnen in diesem Buch drei Methoden vorgestellt, wie Sie diese positive Resonanz üben und sich so damit vorwärtsbewegen können, dass es Ihnen gelingt, Belastungen zu verringern und die Konzentration auf Lebensressourcen zu legen. Diese Art der Selbstvergewisserung, die Sie mithilfe der vorgestellten Methoden lernen können, kann dazu beitragen, dass auch schwere Lebensbelastungen auf schonende Weise anerkannt und in die autobiografische Erfahrung integriert werden können.

Zum Hintergrund dessen, was schwere Stressbelastungen in Körper, Seele und Beziehungen anrichten können, habe ich viele Monografien vorgelegt, etwa die Bände *Der Feind im Innern* (2013), *Trauma und die Folgen* (2020) oder *Wege der Traumabehandlung* (2023). Zum Üben von Selbstermutigung und zur Ressourcenaktivierung speziell können Sie auf zwei Bücher von mir zurückgreifen: *Der innere Garten* (2005) und *Der geborgene Ort* (2013). Hier habe ich mich darauf konzentriert, Ihnen ganz lebenspraktisch vorzustellen, wie der Körper und die Körperresonanz aktiv in die psychotherapeutische Verarbeitung von Lebensbelastungen einbezogen werden können und wie man einen psychophysiologischen Prozess, den man „Affekt" nennt, über das gesamte Leben und sogar die nächsten Generationen hinein in seinem Gewordensein verstehen und dadurch letztlich verändern oder ablegen kann.

Und am Ende kommt es darauf an – und sei es nur für den gegenwärtigen Augenblick –, immer wieder in einen Zustand des inneren Gleichgewichts zu kommen, der liebevoll und akzeptierend dem Eigenen gegenüber ist.

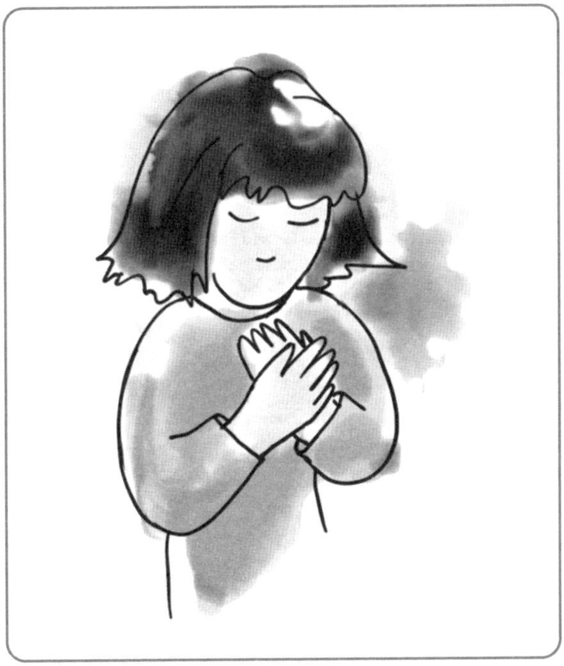

Indem man, wie der Volksmund sagt „mit sich im Reinen ist“, kann man von dort aus die Kraft immer wieder hervorholen, die Dinge des Lebens zu bewältigen, die auf einen zukommen. Und sich wieder mit anderen im Guten verbinden und verbünden. Das kann man am besten als Kind schon lernen, aber es ist nie zu spät dafür.

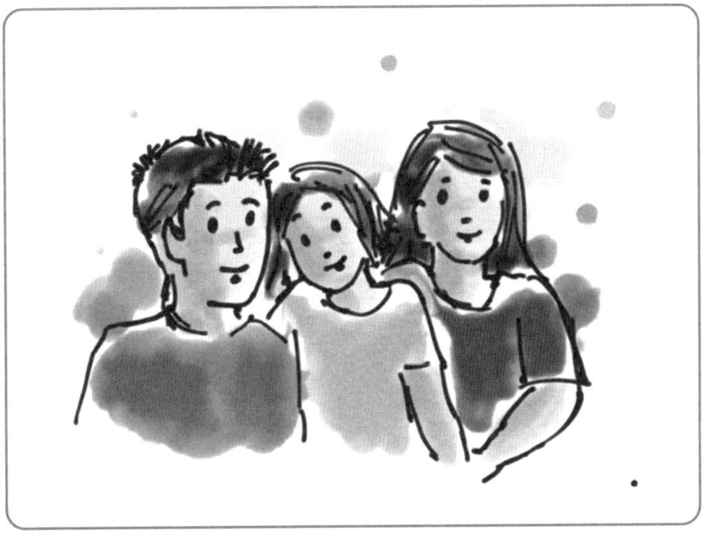

Ich wünsche Ihnen von Herzen, dass Ihnen dieses innere „Aufräumen“ gelingt. Dazu gehört immer wieder, sich innerlich mit Gutem und Kraftvollem zu verbünden und das Schwierige und Zerstörerische einzuordnen. Einordnen bedeutet, es nicht zu ignorieren, sondern als eine Erfahrung abzuspeichern. Eine Erfahrung, die nicht mehr bedrängend, imperativ, plötzlich und überwältigend daherkommt, sondern eindeutig als eine *vergangene* Erfahrung abgespeichert ist. Eine Erfahrung also, die nicht mehr versklavt, weil man die negativen Gedanken, Gefühle, Impulse immerzu wiederholen oder reinszenieren muss. Sondern die frei von Wiederholungszwängen macht. Denn wie sagte schon der französische Philosoph Jean-Jacques Rousseau: „Die Freiheit des Menschen liegt nicht darin, dass er tun kann, was er will, sondern dass er nicht tun muss, was er nicht will.“ Wer nicht unter sich aufdrängenden, quälenden Belastungsmomenten und Symptomen leidet, kann den Satz des österreichischen Psychologen Paul Watzlawick nachvollziehen: „Ich bin frei, denn ich bin einer Wirklichkeit nicht ausgeliefert, ich kann sie gestalten.“

Es würde mich sehr freuen, wenn dieses Buch dazu einen Beitrag leisten kann.

Portugal im Frühjahr 2023

Michaela Huber

Literatur

Anderberg et al. (2022): *Der Einfluss der Covid-19-Pandemie auf häusliche Gewalt.* ifo Schnelldienst, 75 (1), S. 32–34.

Bebbington, P. & Conrod, P. (2013). Timeline-basierte Psychotherapie: Eine neue Herangehensweise an die Behandlung von Angststörungen. *Zeitschrift für Klinische Psychologie,* 42(3), S. 223–237.

Brown, G. (2012). *Zeitlinien in der Psychotherapie: Ein Leitfaden für die Praxis.* London: SAGE Publications.

Bujard, M. et al. (2021): *Belastungen von Kindern, Jugendlichen und Eltern in der Corona-Pandemie.* Köln: BiB Bevölkerungsstudien.

Church, D. (2013): Clinical EFT as an Evidence-Based Practice for the Treatment of Psychological and Physiological Conditions. *Psychology,* Vol. 4 (8), 12.

Craig, G. (1995): *Emotional Freedom Techniques: The manual.* Sea Ranch: Gary Craig.

García-Campayo, J. & Pujols, J. (2017): Efficacy of Emotional Freedom Techniques (EFT) for reducing stress symptoms: A systematic review. *Journal of Contemporary Psychotherapy,* Vol. 47(2), S. 61–72.

Guba, E. & Lasky, D. (2011). Timeline-Techniken in der Psychotherapie. *Zeitschrift für Klinische Psychologie,* 41(3), S. 205–215.

Heise, L. et al. (2020): Responding to the impact of the COVID-19 pandemic on intimate partner and sexual Violence. *The Lancet Global Health,* 8(10), S. e1371–e1383.

Huber, M. (2005): *Der innere Garten: Ein achtsamer Weg zur persönlichen Veränderung.* Paderborn: Junfermann.

Huber, M. (2013): *Der Feind im Innern. Psychotherapie mit Täterintrojekten.* Paderborn: Junfermann.

Huber, M. (2015): *Der geborgene Ort. Sicherheit und Beruhigung bei chronischem Stress.* Paderborn: Junfermann.

Huber, M. (2020): *Trauma und die Folgen.* Paderborn: Junfermann.

Huber, M. (2023): *Wege der Traumabehandlung.* Paderborn: Junfermann.

Kolbe, L. et al. (2020). The impact of the COVID-19 pandemic on intimate partner violence: a systematic review of the evidence. *Global Public Health,* 16(9), S. 1513–1529.

Lambert, M. J. & Ogles, B. M. (2018): Cognitive screening techniques and their use in cognitive therapy. *Journal of Cognitive Psychotherapy,* 32(1), S. 1–16.

Liu, Y., Kuo, C. H. & Chang, Y. K. (2018): The effects of combined thymus stimulation and meditation on stress reduction: A Randomized Controlled Trial. *Journal of Complementary and Integrative Medicine,* 15(4), S. 397–403.

Maraboli, S. (2014): Life, the truth and being free. CreateSpace Independent Publishing Platform, Anniversary Edition.

Mind and Life Institute (2022): The nature of self. Perspectives from buddhism and cognitive science. ↗ https://www.mindandlife.org/insight/the-nature-of-self/

Münster, A. et al. (2020): Domestic violence during the COVID-19 pandemic: a systematic review of the existing evidence. *The Lancet Public Health,* 5(9), S. e484–e493.

Neimeyer, R. A. & Lichtenfeld, S. (2017): Effects of cognitive screening and relaxation on stress coping: A randomized controlled trial. *Journal of Cognitive Psychotherapy,* 31(1), S. 1–17.

Nina, K. S. & Vandenbosch, L. (2017): Effects of thymus stimulation on stress in everyday life: A randomized controlled trial, in: *Frontiers in Psychology*, Vol. 8, S. 1–14.

Plener, P. L. & Van der Merwe, M. (2018): Emotional Freedom Techniques for the treatment of stress and anxiety: A systematic review. *Frontiers in Psychology*, Vol. 9, S. 1–12.

Reme, M. (2021): Häusliche Gewalt in der Pandemie bekämpfen. *Femina Politica*, 1, S. 25–26.

Schickedanz, H. (2021): Psychosomatik in der Pandemie – aus Leitungsperspektive. *Ärztliche Psychotherapie*, 16 (3), S. 180–183.

Schwartz, H. (2000): *Dialogues with forgotten voices. Relational perspectives on child abuse trauma and the treatment of severe dissociative disorders.* New York: Basic Books.

Siegel, D. (2020): *Gewahr Sein. Die Grundlagen einer wissenschaftlich fundierten Meditationspraxis*, Freiburg: Arbor.

Spitzer, M. (2022): Corona-Depression, Eco-Angst, Stress, Resignation und Resilienz. *Nervenheilkunde*, 41, S. 8–18.

Watzlawick, P. (2021): *Anleitung zum Unglücklichsein.* München: Piper.